Hilfsbuch für Apotheker zum Potenzieren und Taxieren homöopathischer und biochemischer Arzneimittel

von

Alfred Reder

Alfred Kirchberger
Berlin N 65
Seestraße 96

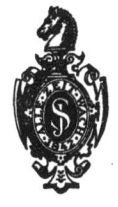

Berlin
Verlag von Julius Springer
1927

ISBN-13:978-3-642-90289-5　　e-ISBN-13:978-3-642-92146-9
DOI: 10.1007/978-3-642-92146-9

Alle Rechte vorbehalten.

Erklärungen zur Liste.

Die Liste ist für den Rezeptiertisch gedacht und soll dem praktisch arbeitenden Apotheker die Möglichkeit geben, nötigenfalls eine homöopathische oder biochemische Zubereitung in Anlehnung an das homöopathische Arzneibuch von Dr. Willmar Schwabe, Leipzig, richtig herstellen und berechnen zu können. Zu diesem Zwecke mußten die Mittel einzeln aufgeführt werden, da die Potenzierung der niederen Dilutionen manche Abweichung zeigt, die zwangsläufig bei der Berechnung zum Ausdruck gelangt, sodaß an Hand dieser Liste neben der Potenzierung auch die Grundlage für die Berechnung gegeben ist.

Zur Herstellung von homöopathischen Zubereitungen werden Milchzucker, Weingeist oder Zuckerkügelchen gebraucht. Weingeist wird in verschiedenen Stärken benutzt:

a) Starker Weingeist = 90 Vol.-% (90,09—91,25 Vol.-% = 85,80—87,35 Gew.-%, Spez. Gew. 0,828—0,824).

b) Verdünnter Weingeist = 68 Vol.-% = 60 Gew.-%, ist hergestellt aus 7 Teilen 90 Vol.-% Weingeist und 3 Teilen destilliertem Wasser, Spez. Gew. 0,887—0,871.

c) Verdünnter Weingeist von 53 Vol.-% = 45 Gew.-%, Spez. Gew. 0,928, eine Mischung von gleichen Teilen 90 Vol.-% Weingeist und destilliertem Wasser.

Die Verreibungen sind mit reinem Milchzucker bereitet und werden bei Bedarf ohne Zusätze zu Tabletten gepreßt.

Die Streukügelchen (Globuli) erhält man durch Befeuchten mit der gewollten Potenz, wozu ungefähr $^1/_{100}$ des Gewichtes der Kügelchen verbraucht wird. Die Verdünnungsflüssigkeit wird zweckmäßig hier mit möglichst hochprozentigem Spiritus hergestellt. Die fertigen Kügelchen erhalten die gleiche Potenzbenennung wie die des Befeuchtungsmittels.

Unlösliche Mittel, bei denen in der Liste nur Verreibungen angegeben sind, können aus diesen und zwar erst aus $C3 = D6$ auf folgende Weise in $C4 = D8$ Verdünnung gebracht werden:

0,1 g Verreibung $C3 = D6$ werden in 7,9 g Wasser gelöst, darauf 2,0 g 90% Weingeist zugesetzt und geschüttelt. Dies ist dann $C4 = D8$ dil. Hiervon können die höheren Verdünnungen mit 45% Weingeist bereitet werden.

Für die Potenzierung ist das Dezimalsystem = D, Verhältnis 1:10 oder das Centesimalsystem = C = 1:100 zugrunde gelegt. Als 1 gilt der 100% Urstoff = 0 oder der Arzneigehalt der Tinktur = ∅. Da

IV   Erklärungen zur Liste.

nun der Arzneigehalt bei den Urtinkturen schwankt, muß dies bei der Potenzierung von D1 oder C1 entsprechend berücksichtigt werden:

z. B.   Aconit ⌀, A. G. 50%, daher D1 = 2 Teile ⌀ + 8 Teile Spiritus (45%),
          Pulsatilla ⌀, A. G. 33⅓%, D1 = 3 Teile ⌀ + 7 Teile Spiritus (60%),
          Nux vomica ⌀, A. G. 10%, D1 = ⌀,
oder   Aconit C1 = 2 Teile ⌀ + 98 Teile Spiritus (45%),
          Pulsatilla C1 = 3 Teile ⌀ + 97 Teile Spiritus (60%),
          Nux vomica C1 = 10 Teile ⌀ + 90 Teile Spiritus (60%).

Die weiteren D-Potenzen werden nun regelmäßig 1 + 9, die C-Potenzen 1 + 99 verdünnt.

Milchzuckerverreibungen werden fast alle, da der Arzneigehalt der Urstoffe 100% ist, im Verhältnis 1 + 9 bzw. 1 + 99 nach § 7 des Schwabeschen Arzneibuches eine Stunde lang verrieben. Die biochemischen Mittel werden genau wie die homöopathischen zubereitet, also z. B. D1 von Ferrum phosphor. = 1 g Urstoff + 9 g Milchzucker usw. Sind jedoch Verreibungen aus Urtinkturen zu bereiten, so ist wiederum auf den verschiedenen Arzneigehalt derselben Rücksicht zu nehmen. Es geben 2 Teile ⌀ von 50% A. G. und 9 Teile Milchzucker zur Trockne verrieben die D1, oder 3 Teile ⌀ von 33⅓% A. G. + 9 Teile Milchzucker = D1 usw.

Die in der Liste aufgeführten §§ beziehen sich auf das homöopathische Arzneibuch von Dr. W. Schwabe, wo dieselben eventuell nachgelesen werden können.

Teuere Tinkturen sind mit einem *, besonders teuere Tinkturen mit ** bezeichnet. Da hierfür kein Preis in der deutschen Arzneitaxe angesetzt ist, können diese Mittel nach der beigefügten Tabelle der Einkaufspreise berechnet werden. Bei 10%igen Tinkturen ist ⌀ = D1, doch wird stets der Preis für ⌀ in Rechnung gestellt.

Die mit † gezeichneten Mittel dürfen erst von D2 (incl.), die mit †† versehenen Mittel erst von D4 (incl.) im Handverkauf abgegeben werden. Homöopathische Salben stellt man gewöhnlich mit Urtinkturen in 5—10% Mischung oder 1% Urstoff, biochemische Salben aus Verreibung D3 oder D6, 10%ig her. Jetzt verordnen biochemische Ärzte solche Salben auch in 1% Zubereitung aus Urstoff. Als Salbengrundlage eignet sich eine Mischung mit hohem Lanolingehalt z. B. Ungt. molle.

Erklärung der Abkürzungen und Zeichen.

○ = Urstoffe (Chemikalien, Mineralien usw.)
⊖ = Urtinkturen, Essenzen
* = teure Urtinkturen
** = importierte und besonders teure Urtinkturen
Alk. = Alkaloide
A.-G. = Arzneigehalt
Glyc. = Glycoside
Trit. = Verreibung (Trituration)
Dil. = Verdünnung (Dilution)
Glob. = Körnchen

Einkaufspreise von Urtinkturen, flüssigen Potenzen, Verreibungen, Tabletten und Streukügelchen in *Orig.-Packung* nach der Liste von Dr. Willmar Schwabe.

	5 g	10 g	20 g	30 g	50 g	100 g
Einfache Tinkturen	—,38	—,60	1,02	1,37	2,05	3,42
* = teure Urtinkturen	—,50	—,75	1,29	1,71	2,59	4,30
** = importierte und besonders teure Urtinkturen . .	—,69	1,02	1,71	2,59	4,30	8,60
Flüssige Potenzen a) 1. Dec.-Pot. der importierten Urtinkturen	—	—,69	1,20	1,71	2,85	5,70
b) 2.—60. Dec.-Pot. der importierten u. 1.—60. Dec.-Pot. der gewöhnlichen Tinkturen	—,23	—,30	—,60	—,86	1,20	2,14
Streukügelchen-Pot. bis D60	—,20	—,25	—,45	—,72	1,—	1,71
Verreibungen bis D 60 (D 1 wird mit 50% Aufschlag berechnet)	—,20	—,25	—,45	—,72	1,—	1,71
Arzneitabletten bis D 60 . .	—,25	—,38	—,72	—,91	1,43	2,30
Hochpot. D 61—D 400 (Flüssige und Streukügelchen-Pot. und Verreibungen).	—,38	—,50	1,02	1,37	2,05	3,42
Hochpotenzen (Tabletten).	—	—,72	1,23	1,57	2,48	4,—

Auszug aus der Deutschen Arzneitaxe 1927.
(Nr. 17.)

Gegenstand	Gewicht g	Preis Rm.	R.-Pf.
Urtinkturen zum innerlichen und äußerlichen Gebrauch...............	1	—	10
	10	—	90
	100	6	—
Verdünnungen, die mit einem Spiritus von 68 Vol.-% = (60 Gew.-%) Alkohol und darüber hergestellt sind........	1	—	10
	10	—	55
Verdünnungen, die mit einem Spiritus unter 68 Vol.-% = 60 (Gew.-%) Alkohol hergestellt sind............	1	—	05
	10	—	30
Tabletten.......................	1	—	10
	10	—	55
Verreibungen und Streukügelchen.....	1	—	05
	10	—	40
Streukügelchen, unbefeuchtet.........	1	—	05
	10	—	10
Milchzucker, präparierter............	10	—	05
	100	—	45

Nr. 18 (der Deutschen Arzneitaxe). Als Preis für homöopathische Arzneimittel, deren Einkaufspreis mehr als die Hälfte der vorstehenden Preise beträgt, ist das Doppelte des Einkaufspreises zu berechnen (siehe Liste * und **).

Potenziertabelle.

VII

§	Arznei-gehalt ⌀ in %	D1	D2	D3	D4	D5	D6	C1	C2	C3
1	50	2+8 c	1+9 c	1+9 c	u.s.f.	u.s.f.	u.s.f.	2+98 c	1+99 c	u.s.f.
2	50	2+8 c	1+9 c	1+9 c	u.s.f.	u.s.f.	u.s.f.	2+98 c	1+99 c	u.s.f.
3	33⅓	3+7 b	1+9 b	1+9 b	1+9 c	u.s.f.	u.s.f.	3+97 b	1+99 c	u.s.f.
4	10	= ⌀ mit d	1+9 d	1+9 d	1+9 c evtl. d	u.s.f.	u.s.f.	1+9 d	1+99 c evtl. d	1+99 c
5a	10	= ⌀ w	1+9 w	1+9 c	u.s.f.	u.s.f.	u.s.f.	1+9 w	1+99 c	u.s.f.
5b	1		= ⌀ w	1+9 c	u.s.f.	u.s.f.	u.s.f.	= ⌀	1+99 c	u.s.f.
6a	10	= ⌀ d	1+9 d	1+9 d	1+9 c	u.s.f.	u.s.f.	1+9 d	1+99 c	u.s.f.
6b	1		= ⌀ d	1+9 d	1+9 c	u.s.f.	u.s.f.	= ⌀	1+99 c	u.s.f.
7	100	1+9 m	1+9 m	u.s.f.	u.s.f.	u.s.f.		1+99 m	1+99 m	u.s.f.
8	100									
9										

a = 90 Vol.-% Spiritus b = 60 Gew.-% Spiritus c = 45 Gew.-% Spiritus
d = Spiritus von vorgeschriebener Stärke (siehe Verzeichnis) w = d. Wasser m = Milchzucker

Decimal-Potenz	Arzneigehalt	Centesimal-Potenz
D1	1:10	—
D2	1:100	= C1
D3	1:1000	—

Decimal-Potenz	Arzneigehalt	Centesimal-Potenz
D4	1:10000	= C2
D5	1:100000	—
D6	1:1000000	= C3

u. s. f.

Arzneimittel-Verzeichnis.

Name des Mittels	Trit §	Dil §	A.G. ∅	Vol. 90%	Vol. 68%	Gew. 45%
Abelmoschus, Bisamkörner.		4	10%	D 1.2.3	D 4	D 5 u. s. f.
Abies canadensis, Schierlingstanne **		3	33⅓		D 1.2.3	D 4 „
— excelsa = Pinus abies ..						
— nigra, Schwarzfichte ** .		6a	10%	D 1.2.3		D 4 „
Abrotanum, Eberraute.....		3	33⅓		D 1.2.3	D 4 „
Abrus precatorius = Jequirity						
Absinthium, Wermut......		3	33⅓		D 1.2.3	D 4 „
Acacia = Prunus spinosa..						
Acalypha indica, Brennkraut		3	33⅓		D 1.2.3	D 4 „
Acanthus mollis, Bärenklaue		1	50%			D 1 „
— vulgaris = Heracleum Sphond.						
Acer Negundo, Eschenblättriger Ahorn **		3	33⅓		D 1.2.3	D 4 „
Acetanilidum = Antifebrin.						
Aceti acidum = Acid. acet..		5a¹)	10%			D 3 „
Achillea Eupatorium **		3	33⅓		D 1.2.3	D 4 „
— Millefolium, Schafgarbe.		3	33⅓		D 1.2.3	D 4 „
Acidum aceticum = Aceti acid.						
— arsenicosum, Arsenik†† .	7	D 2²)	1%			D 3 „
— benzoicum, Benzoësäure	7	6a	10%	D 1	D 2.3	D 4 „
— boricum, Borsäure	7	6b	1%			D 2 „
— carbolicum, Carbolsäure ††	7	6a	10%			D 1 „
— chromicum, Chromsäure ††	7	5a³)	10%			D 7 „

¹) D 1 und 2 mit Wasser.
²) D 2 = 1 T Säure + 89 T Wasser + 10 T Weingeist.
³) D 1—6 mit Wasser.

Reder, Hilfsbuch.

Name des Mittels	Trit §	Dil §	A.G. ∅	Vol. 90%	Vol. 68%	Gew. 45%
Acidum chrysophanicum = Araroba*						
— citricum, Citronensäure.		6a	10%			D 1 u. s. f.
— formicicum, Ameisensäure		D 1¹)	10%			D 2 „
— gallicum, Gallussäure...	7	6a	10%	D 1	D 2	D 3 „
— hydrocyanicum, Blausäure ††			1%			D 3 „
— hydrofluoricum, Flußsäure††			1%	—D 6m.	Wasser	D 7 „
— lacticum, Milchsäure...		6a	10%			D 1 „
— muriaticum=hydrochlor. Salzsäure †		D 1¹)	10%	(D 2 mit	Wasser)	D 3 „
— nitricum, Salpetersäure †		D 1¹)	10%	„	„	D 3 „
— oxalicum, Oxalsäure†† .	7	6a	10%			D 1 „
— phosphoricum, Phosphorsäure		D 1¹)	10%			D 2 „
— picrinicum, Pikrinsäure††	7	6a	10%	D 1		D 2 „
— salicylicum, Salicylsäure		6a	10%	D 1.2.3		D 4 „
— succinicum, Bernsteinsäure		6a	10%			D 1 „
— sulfuricum, Schwefelsäure††		5a	10%	—D 2m.	Wasser	D 3 „
— tannicum, Gerbsäure ...		6a	10%			D 1 „
— tartaricum, Weinsäure..	7	6a	10%			D 1 „
— telluricum, Tellursäure††		5b	1%			D 3 „
Aconitum = Aconit. Napellus, Eisenhut††		1	50%			D 1 „
— Anthora, Gelber Sturmhut**††		1	50%			D 1 „
— Cammarum, Blauer Sturmhut**††		2	50%			D 1 „
— ferox, Wilder Sturmhut**††		2	50%			D 1 „
— japonicum**††		3	33⅓%		D 1.2.3	D 4 „
— Lycoctonum**††		1	50%			D 1 „

¹) D 1 = 1 T Säure + 1½ T Wasser.

Name des Mittels	Trit §	Dil §	A.G. ∅	Vol. 90%	Vol. 68%	Gew. 45%
Aconitum e radice ††......		2	50%			D 1 u. s. f.
Acorus Calamus = Calamus arom.		4	10%		D 1.2.3	D 4 „
Actaea racemosa = Cimicifuga**††		3	33⅓		D 1.2.3	D 4 „
— spicata, Christophskraut††		3	33⅓		D 1.2.3	D 4 „
Adhatoda Vasica = Justitia adhat...................						
Adianthum aureum, Widerton**...................		3	33⅓		D 1.2.3	D 4 „
— capillus Veneris, Frauenhaar **		3	33⅓		D 1.2.3	D 4 „
Adonidinum (Glyc.).......		6b	1%			D 1 „
Adonis aestivalis*††		3	33⅓		D 1.2.3	D 4 „
— vernalis, Teufelsauge††.		2	50%			D 1 „
Aegopodium Podagraria, Geißfuß		3	33⅓		D 1.2.3	D 4 „
Aesculinum		6b	1%	D 2		D 3 „
Aesculus e floribus		2	50%			D 1 „
— glabra**		3	33⅓		D 1.2.3	D 4 „
— Hippocastanum, Roßkastanie		3	33⅓		D 1.2.3	D 4 „
Aethiops antimonialis, Spießglanzmohr ††	7	¹)				D 10 „
— mineralis, Quecksilbermohr ††	7	¹)				D 10 „
Aethusa Cynapium, Hundspetersilie††		3	33⅓		D 1.2.3	D 4 „
Agaricus emeticus, Speiteufel**††		3	33⅓		D 1.2.3	D 4 „
— muscarius, Fliegenpilz††		3	33⅓		D 1.2.3	D 4 „
— phalloides*††		3	33⅓		D 1.2.3	D 4 „
Agave americana, 100 jährige Aloe**		2	50%			D 1 „
Agnus castus, Keuschlamm.		4	10%		D 1.2.3	D 4 „

¹) Verdünnungen von D 8 = C 4 ab, Einleitung.

Name des Mittels	Trit §	Dil §	A.G. ∅	Vol. 90%	Vol. 68%	Gew. 45%
Agraphis nutans, *		3	33⅓		D 1.2.3	D 4 u. s. f.
Agrimonia = A. Eupatorium, Odermennig						
Agrostemma Githago, Kornrade		4	10%	D 1.2.3	D 4	D 5 „
Ailanthus glandulosa, Götterbaum**		3	33⅓		D 1.2.3	D 4 „
Ajuga reptans		2	50%			D 1 „
Aletris farinosa, Stern- u. Runzelwurzel**		3	33⅓		D 1.2.3	D 4 „
Alisma Plantago, Froschlöffel		1	50%			D 1 „
Alkekengi bacc. = Phys. Alkek.						
Allium Cepa		1	50%			D 1 „
Allium sativ. Knoblauch ..		3	33⅓		D 1.2.3	D 4 „
Alnus rubra**						
— serrulata, Glatte Erle** .		3	33⅓		D 1.2.3	D 4 „
Aloe, Aloë	7	4	10%		D 1.2.3	D 4 „
— socotrina*		4	10%		D 1.2.3	D 4 „
Aloinum *†		6a	10%			D 1 „
Alsine media, Vogelmiere		1	50%			D 1 „
Alstonia constricta*		4	10%		D 1.2.3	D 4 „
Althaea = A. officinalis, Eibisch		3	33⅓		D 1.2.3	D 4 „
Alumen, Alaun, ...	7	5a	10%	(D 2)[1]		D 3 „
Alumina, Tonerde	7	[2])				
Aluminium metallicum	7	[2])				
Ambra grisea	7	4	10%	D 1.2.3	D 4	D 5 „
Ambrosia artemisiaefolia** .		3	33⅓		D 1.2.3	D 4 „
Ammoniacum gummi	7	4	10%	D 1.2.3	D 4	D 5 „
Ammonium aceticum		D 1[3])	10%			D 2 „
— benzoicum	7	D 1[3])	10%			D 2 „

[1]) 10 T D 1 + 70 T Wasser + 20 T Weingeist (90%).
[2]) Verdünnungen von D 8 = C 4 ab, siehe Einleitung.
[3]) 1 T Ursubstanz + 8 T Wasser + 1 T 90% Weingeist = D 1.

Name des Mittels	Trit §	Dil §	A.G. ⌀	Vol. 90%	Vol. 68%	Gew. 45%
Ammonium bromatum	7¹)	6a	10%			D 1 u. s. f.
— carbonicum	7	D 1²)	10%			D 2 „
— causticum, Salmiakgeist.			10%			D 2 „
— chloratum	7	D 1²)	10%			D 2 „
— jodatum†	7¹)	6a	10%			D 1 „
— muriaticum = Amm. chlorat.						
— phosphoricum	7	5a	10%	(D 1 u.2	m.Wass.)	D 3 „
— picrinicum††		5b	1%	„	„	D 3 „
— sulfo ichthyolicum = Ichtyol						
— valerianicum		6a	10%			D 1 „
— vanadinicum		5b	1%	(D 2 m.	Wasser)	D 3 „
Ampelopsis quinquefolia, Wilder Wein**		3	33⅓		D 1.2.3	D 4 „
Amygdalus amara e seminibus, Bittere Mandeln†..	7	4	10%		D 1.2.3	D 4 „
Amygdalus persica e cortice**		3	33⅓		D 1.2.3	D 4 „
Amylium nitrosum††		6a	10%	D 1		
Amyris gileadensis, Mekkabalsam		6a	10%	D 1.2.3	D 4	D 5 „
Anacardium occidentale, Kaschnuß		4	10%	D 1.2.3	D 4	D 5 „
— orientale, Ostindische Elefantenlaus...........		4	10%	D 1.2.3	D 4	D 5 „
Anagallis arvensis,Gauchheil		1	50%			D 1 „
Anagyris foetida, Stinkstrauch**		3	33⅓		D 1.2.3	D 4 „
Anatherum muricatum*		4	10%		D 1.2.3	D 4 „
Andira inermis*		4	10%		D 1.2.3	D 4 „
Anemone nemorosa, Windröschen††		3	33⅓		D 1.2.3	D 4 „
Angelica archangelica (offic.) Engelwurz		4	10%		D 1.2.3	D 4 „
— atropurpurea*		4	10%		D 1.2.3	D 4 „

¹) D 1 wird in Verreibung wegen Zerfließlichkeit nicht hergestellt.
²) 1 T Ursubstanz + 8 T Wasser + 1 T 90% Weingeist = D 1.

Name des Mittels	Trit §	Dil §	A.G. ∅	Vol. 90%	Vol. 68%	Gew. 45%
Angophora lanceolata		4	10%		D 1.2.3	D 4 u. s. f.
Angustura		4	10%		D 1.2.3	D 4 „
— spuria††		4	10%		D 1.2.3	D 4 „
Anhalonium Lewini**		3	33⅓		D 1.2.3	D 4 „
Anilinum purum††		6a	10%	D 1.2.3		D 4 „
Anisum stellatum, Sternanis		4	10%	D 1.2.3	D 4	D 5 „
— vulgare, Anis..........		4	10%	D 1.2.3	D 4	D 5 „
Antennaria margaritana**..		3	33⅓		D 1.2.3	D 4 „
Anthemis nobilis = Chamomilla rom.						
Anthoxanthum odoratum* .		3	33⅓		D 1.2.3	D 4 „
Anthrakokali, Aetzkali u. Steinkohle	7	¹)				
Antifebrinum = Acetanilidum††		6a	10%	D 1.2.3		D 4 „
Antimonium arsenicosum ††	7	¹)				
— crudum, Schwarzer Spießglanz	7	¹)				
— sulfuratum aurantiacum, Goldschwefel	7	¹)				
— tartaricum = Tartarus emet.						
Antipyrinum		6a	10%			D 1 „
Aphis chenopodii glauci		4	10%	D 1.2.3		D 4
Apiolum†		6b	1%			D 1 „
Apis = Apis mellifica Biene.................			10%		D 1.2	D 3 „
Apisinum, Bienengift †† ...	8	des	Arz-	nei-	buches	
Apium graveolens		4	10%	D 1.2.3		D 4 „
— virus = Apisinum						
Apocynum androsaemifolium, Fliegenfänger **††		3	33⅓		D 1.2.3	D 4 „
— cannabinum, Hanfartiger Hundswürger**†		3	33⅓		D 1.2.3	D 4 „
Apomorphin. muriaticum††.	7	¹)				

¹) Verdünnungen von D 8 = C 4 ab, siehe Einleitung.

Name des Mittels	Trit §	Dil §	A.G. ∅	Vol. 90%	Vol. 68%	Gew. 45%
Aqua silicata, Kieselsäure-Lösung		1)				
Aquilegia = A. vulgaris, Akelei		3	33⅓		D 1.2.3	D 4 u. s. f.
Aralia racemosa, Amerikanische Narde**		3	33⅓		D 1.2.3	D 4 „
— quinquefolia = Ginseng**						
Aranea avicularis, Vogelspinne		4	10%	D 1.2.3		D 4 „
— Diadema, Kreuzspinne ..		4	10%	D 1.2.3		D 4 „
Araroba = Acid. chrysophanic.*		4	10%	D 1.2.3		D 4 „
Arbutinum		6b	1%			D 2 „
Archangelica offic. = Angelica						
Arctium Lappa, Klette		1	50%			D 1 „
Areca Catechu = Catechu ..						
Argentum, Silber	7	2)				
— colloidale		5b	1%			
— nitricum (nicht haltbar)††	7	5a³)	10%			D 5 „
Aristolochia Clematitis, Osterluzei		1	50%			D 1 „
— Milhomens e radice** ...		3	33⅓		D 1.2.3	D 4 „
— rotunda		4	10%		D 1.2.3	D 4 „
Armoracia, Meerrettich		3	33⅓		D 1.2.3	D 4 „
Arnica = A. montana, Wolferlei		4	10%	D 1.2.3	D 4	D 5 „
Arsenicum = Acid. arsenicosum = Ars. album ††...	7	D 2⁴)	1%			D 3 „
— jodatum ††	7	6b	1%			D 2 „
— metallicum	7	2)				
Artemisia Abrotanum = Abrotanum						

¹) Wird nicht potenziert, die Herstellung geschieht mit Wasser.
²) Verdünnungen von D 8 = C 4 ab, siehe Einleitung.
³) D 1—4 mit Wasser.
⁴) 1 T Arsenic + 89 T Wasser + 10 T Weingeist.

Name des Mittels	Trit §	Dil §	A.G. ⌀	Vol. 90%	Vol. 68%	Gew. 45%
Artemisia Absinthium = Absinthium.............						
— vulgaris = Artemisia, Beifuß................		3	33⅓		D 1.2.3	D 4 u. s. f.
Arum Dracunculus, Drachenwurz**†................		3	33⅓		D 1.2.3	D 4 „
— Draconticum, Grüne Drachenwurz†........		3	33⅓		D 1.2.3	D 4 „
— italicum**†............		3	33⅓		D 1.2.3	D 4 „
— maculatum, Aronstab†..		3	33⅓		D 1.2.3	D 4 „
— triphyllum, Zehrwurzel**†...............		3	33⅓		D 1.2.3	D 4 „
Arundo mauritanica, Wasserrohr.............		1	50%			D 1 „
Asa foetida, Stink-Asant..................	7	4	10%	D 1.2.3	D 4	D 5 „
Asarum canadense, Kanadische Haselwurz**...		3	33⅓		D 1.2.3	D 4 „
— europaeum, Haselwurz..		3	33⅓		D 1.2.3	D 4 „
Asclepias curassavica*†...		3	33⅓		D 1.2.3	D 4 „
— incarnata**††.........		3	33⅓		D 1.2.3	D 4 „
— syriaca**††...........		3	33⅓		D 1.2.3	D 4 „
— tuberosa**††..........		3	33⅓		D 1.2.3	D 4 „
— Vincetoxicum = Vincetoxic. offic.............						
Asimina triloba**.........		4	10%	D 1.2.3		D 4 „
Asparagus officinalis, Spargel...................		1	50%			D 1 „
Asperula odorata, Waldmeister*...............		3	33⅓		D 1.2.3	D 4 „
Aspidium Filix mas = Filix mas.................						
Aspirinum...............		6a	10%			D 1 „
Asplenium Scolopendrium = Scolopendr............						
Asterias rubens, Seestern*.		4	10%	D 1.2.3		D 4 „
Athamanta Oreoselinum....		3	33⅓		D 1.2.3	D 4 „

Name des Mittels	Trit §	Dil §	A.G. ∅	Vol. 90%	Vol. 68%	Gew. 45%
Atropa Belladonna = Belladonna						
Atropinum sulfuricum†† ...	7	6a	10%			D 1 u. s. f.
Aurantii cortex, Apfelsinenschalen		3	33⅓		D 1.2.3	D 4 „
Auripigmentum = Ars. citrinum††	7	¹)				
Aurum=Aurum metallicum Gold	7	¹)				
— colloidale		5b	1%			
— muriaticum††	7²)	5a³)	10%			D 5 „
— — natronatum††	7²)	5a³)	10%			D 5 „
Avena sativa, Hafer		1	50%			D 1 „
Azadirachta indica**		3	33⅓		D 1.2.3	D 4 „
Baccae Alkekengi = Alkek. bac.						
Baccharis coridifolia**						
Badiaga, Flußschwamm* ..		4	10%		D 1.2.3	D 4 „
Ballota lanata*		4	10%		D 1.2.3	D 4 „
Balsamum Copaivae		6a	10%	D 1.2.3	D 4	D 5 „
— de Mecca = Amyris gileadensis						
— peruvianum*		6a	10%	D 1.2.3	D 4	D 5 „
Baptisia = B. tinctoria **††		3	33⅓		D 1.2.3	D 4 „
Bardana = Arctium Lappa = Lappa major = Lappa minor						
Baryta = Baryum						
Baryum aceticum††	7	¹)				
— carbonicum††	7	¹)				
— jodatum††	7²)	6a	10%			D 1 „
— muriaticum††	7	5a	10%	(D 1—3	m.Wass.)	D 4 „
Basilicum		3	33⅓		D 1.2.3	D 4 „

¹) Verdünnungen von D 8 = C 4 ab, siehe Einleitung.
²) Wegen der Zerfließlichkeit erst von D 2 ab.
³) D 1 — 4 mit Wasser.

Name des Mittels	Trit §	Dil §	A.G. ⌀	Vol. 90%	Vol. 68%	Gew. 45%	
Belladonna = Atropa Belladonna, Tollkirsche††		1	50%			D 1	u. s. f.
— e fructibus immaturis††		1	50%			D 1	„
— e fructibus maturis††		1	50%			D 1	„
— e radice††		2	50%			D 1	„
— e seminibus††		4	10%	D 1.2.3		D 4	„
Bellis perennis, Gänseblümchen		2	50%			D 1	„
Benzoicum acidum = Acid. benzoic.							
— resina, Benzoë		4	10%	D 1.2.3	D 4	D 5	„
Berberinum	7	6a	10%	D 1.2.3	D 4	D 5	„
Berberis = B. vulgaris, Sauerdorn		4	10%		D 1.2.3	D 4	„
— aquifolia		4	10%		D 1.2.3	D 4	„
Betonica = B. officinalis, Zehrkraut		3	33⅓		D 1.2.3	D 4	„
Betula alba, Birke*		1	50%			D 1	„
Bignonia Catalpa**		3	33⅓		D 1.2.3	D 4	„
Bismutum colloidale		5b	1%	(D 2 m.	Wasser)	D 3	„
— metallicum, Wismut	7	¹)					
— nitricum (bas.) subnitr.	7	¹)					
Blatta americana**		4	10%	D 1.2.3		D 4	„
— orientalis, Schabe*		4	10%	D 1	D 2.3	D 4	„
Boldo*		4	10%		D 1.2.3	D 4	„
Boletus							
— laricis, Lärchenschwamm††		4	10%	D 1.2.3	D 4	D 5	„
— Satanas, Satanspilz†		3	33⅓		D 1.2.3	D 4	„
— suaveolens		3	33⅓		D 1.2.3	D 4	„
Bombyx chrysorrhoea		4	10%	D 1.2.3		D 4	„
— mori, Seidenspinner		4	10%	D 1	D 2.3	D 4	„
Boracis acidum = Acid. boric.							
Borax	7	5b	1%				
Borrago officinalis, Borretsch		1	50%			D 1	„
Bounafa		4	10%	D 1.2.3		D 4	„

¹) Verdünnungen von D 8 = C 4 ab, siehe Einleitung.

Name des Mittels	Trit §	Dil §	A.G. ⌀	Vol. 90%	Vol. 68%	Gew. 45%
Bovista, Hirschbrunst.....		4	10%		D 1.2.3	D 4 u. s. f.
Brachyglottis repens		3	33⅓		D 1.2.3	D 4 „
Branca ursina = Acanthus vulg....................						
Brassica oleracea		1	50%			D 1 „
Brayera anthelminthica = Kousso.................						
Bromi acidum = Acid. bromicum						
Bromoformium††		6a	10%	D 1.2.3		D 4 „
Bromum††			1%			
Brucea antidysenterica = Angustur. spur...........						
Brucinum (Alk.)						
— nitricum††		6a	10%	D 1.2.3		D 4 „
Bryonia = Bryonia alba. Zaunrübe†...............		1	50%			D 1 „
Bucco = Barosma crenata†		4	10%		D 1.2.3	D 4 „
Bufo cinereus = Buforana †						
— rana = Bufo cinereus Kröte†.................	8					
Buxus sempervirens, Buxbaum†.................		3	33⅓		D 1.2.3	D 4 „
Cactus grandiflorus, Königin der Nacht**............		3	33⅓		D 1.2.3	D 4 „
Cadmium sulfuricum ††.....	7	5a	10%	D 1.2.3	(m.Wass.)	D 4 „
Cainca*		4	10%		D 1.2.3	D 4 „
Cajeputum		6a	10%	D 1.2.3	D 4	D 5 „
Calabar††		4	10%	D 1.2.3	D 4	D 5 „
Caladium Seguinum, Schweigrohr**†		3	33⅓		D 1.2.3	D 4 „
Calamus = Acorus Calamus, Kalmus.................		4	10%		D 1.2.3	D 4 „
Calcium aceticum	7	5b	1%			
— aceticum solutum Hahnemanni*		¹)				

¹) Wird nicht potenziert.

Name des Mittels	Trit §	Dil §	A.G. ∅	Vol. 90%	Vol. 68%	Gew. 45%
Calcium arsenicosum ††.....	7	¹)				
— bromatum	7²)	6a	10%			D 1 u. s. f.
Calcium carbonicum						
— — Hahnemanni	7	¹)				
— causticum			0,01			
— — Segini			=D 4			D 5 „
— fluoratum	7	¹)				
— hypophosphorosum	7	5a	10%	(D 1 u. 2	m. Wass.)	D 3 „
— jodatum †	7²)	6a	10%			D 1 „
— muriaticum	7²)	6a	10%			D 1 „
— phosphoricum	7	¹)				
— sulfuricum	7	¹)				
Calculi biliarii, Gallensteine	7	¹)				
— renales = Calculi urinae, Nieren- und Blasensteine.	7	¹)				
Calendula = C. officinalis, Ringelblume		3	33⅓		D 1.2.3	D 4 „
Calla aethiopica *†		1	50%			D 1 „
Calomel = Mercur. dulcis...	7	¹)				
Calotropis gigant. = Madar*						
Caltha palustris, Sumpf-Dotterblume		1	50%			D 1 „
Camphora, Kampher.......	7	6a	10%		D 1.2.3	D 4 „
— monobromata..........	7	6a	10%	D 1.2.3		D 4 „
Camphorae acidum = Acid. camphoricum						
Cancer fluviatilis, Flußkrebs		3	33⅓		D 1.2.3	D 4 „
Canchalagua *		4	10%	D 1.2.3		D 4 „
Canna angustifolia *						
— glauca = C. angustifolia		1	50%			D 1 „
Cannabis = Cannabis sativa, Hanf		1	50%			D 1 „
— indica, indischer Hanf ††		4	10%		D 1.2.3	D 5 „
Cantharis, Span. Fliege *††.		4	10%	D 1.2.3	D 4	D 5 „

¹) Verdünnungen von D 8 = C 4 ab, siehe Einleitung.
²) Erst von D 2 ab.

Name des Mittels	Trit §	Dil §	A.G. ⌀	Vol. 90%	Vol. 68%	Gew. 45%
Capsicum = C. annuum, Span. Pfeffer		4	10%	D 1.2.3		D 4 u. s. f.
— jamaicum = Pimonta off.		4	10%	D 1.2.3		D 4 "
Carbo animalis, Tierkohle..	7	1)				
— vegetabilis, Holzkohle ..	7	1)				
Carboli acidum = Acid. carbolic.						
Carboneum sulfuratum, Sohwefelkohlenstoff†† ..		6a	10%	D 1.2.3		D 4 "
Carduus benedictus = Cnicus benedict. Benediktendistel		1	50%			D 1 "
— marianus, Mariendistel *		3	33⅓			D 1 "
Carica papaya, Melonenbaum**		3	33⅓		D 1.2.3	D 4 "
Carya alba*		4	10%		D 1.2.3	D 4 "
Cascara amarga		4	10%		D 1.2.3	D 4 "
— Sagrada		4	10%		D 1.2.3	D 4 "
Cascarilla, Cascarillrinde ..		4	10%		D 1.2.3	D 4 "
Castanea vesca, Kastanie*..		3	33⅓		D 1.2.3	D 4 "
Castor equi*		4	10%	D 1.2.3	D 4	D 5 "
Castoreum, Bibergeil		4	10%		D 1.2.3	D 4 "
Catalpa bignonioides = Bignonia Catalpa						
Catechu		4	10%	D 1.2.3		D 4 "
Caulophyllum*		3	33⅓		D 1.2.3	D 4 "
Causticum Hahnemanni ...		1	50%			D 1 "
Ceanothus = C. americ.* ..		4	10%		D 1.2.3	D 4 "
Cedron*††		4	10%		D 1.—4	D 5 "
Cepa = Allium Cepa, Zwiebel		1	50%			D 1 "
Cerasus virginiana, Virgin. Traubenkirsche*		3	33⅓		D 1.2.3	D 4 "
Cereus Bonplandii*		3	33⅓		D 1.2.3	D 4 "
— serpentinus**		3	33⅓		D 1.2.3	D 4 "
Cerium oxalicum††	7	1)				
Cetonia aurata		4	1%	D 2.3		D 4 "

1) Verdünnungen von D 8 = C 4 ab, siehe Einleitung.

Name des Mittels	Trit §	Dil §	A.G. ∅	Vol. 90%	Vol. 68%	Gew. 45%
Cetraria islandica, Isländisch. Moos		4	10%		D 1.2.3	D 4 u. s. f.
Chaerophyllum = Ch. temulum Kälberkopf		2	50%			D 1 „
Chamaedrys		3	33⅓		D 1.2.3	D 4 „
Chamomilla, Kamille		3	33⅓		D 1.2.3	D 4 „
— romana = Anthemis nobilis, Römische Kamillen.		3	33⅓		D 1.2.3	D 4 „
Cheiranthus Cheiri		3	33⅓		D 1.2.3	D 4 „
Chelidonium = Ch. majus, Schöllkraut†		3	33⅓		D 1.2.3	D 4 „
Chelone glabra**		3	33⅓		D 1.2.3	D 4 „
Chenopodium ambrosioides, Wohlriechender Gänsefuß		3	33⅓		D 1.2.3	D 4 „
— anthelminthicum**		3	33⅓		D 1.2.3	D 4 „
— Botrys**		3	33⅓		D 1.2.3	D 4 „
— olidum = Atriplex, Stinkender Gänsefuß		3	33⅓		D 1.2.3	D 4 „
Chimaphila umbellata, Wintergrün**		3	33⅓		D 1.2.3	D 4 „
China, Chinarinde		4	10%		D 1.2.3	D 4 „
— fusca		4	10%		D 1.2.3	D 4 „
Chininum arsenicicum††	7	¹)				
— arsenicosum††	7	6b	1%	D 2.3	D 4	D 5 „
— muriaticum	7	6b	1%	D 2.3		D 4 „
— purum		6a	10%	D 1.2.3		D 4 „
— salicylicum		6a	10%	D 1.2.3		D 4 „
— sulfuricum	7	6b	1%	D 2.3		D 4 „
Chinoidinum		6b	1%	D 2.3		D 4 „
Chinolinum tartaricum		6b	1%	D 2.3		D 4 „
Chionanthus**		3	33⅓		D 1.2.3	D 4 „
Chironia angularis = Sabbatia angularis**						
Chloralum hydratum††	7	6a	10%			D 1 „
Chloroformium††		6a	10%		D 1.2.3	D 4 „

¹) Verdünnungen von D 8 = C 4 ab, siehe Einleitung.

Name des Mittels	Trit §	Dil §	A.G. ∅	Vol. 90%	Vol. %89	Gew. 45%
Chlorum..................		D 3¹)	0,4— 0,5%			ab D 6 u. s. f.
Cholesterinum		6b	1%	D 2.3		D 4 u. s. f.
Chromii acidum = Ac. chromic...................						
Chromium oxydatum††	7	1	50%			D 1 „
Chrysarobinum = Acidum chrysophanicum = Araroba*.................						
Chrysophani acidum = Chrysarobinum = Araroba*..						
Cichorium Intybus, Wegwarte...................		4	10%		D 1.2.3	D 4 „
Cicuta virosa, Wasserschierling**††................		1	50%			D 1 „
Cimex lectularius		4	10%	D 1.2.3		D 4 „
Cimicifuga = Actaea racemosa**†, Wanzenkraut..		3	33⅓		D 1.2.3	D 4 „
Cina, Zittwersamen*......		4	10%	D 1.2.3	D 4	D 5 „
Cinchoninum sulfuricum....		6b	1%	D 2.3		4 D „
Cineraria maritima*........		1	50%			D 1 „
Cinnabaris, Zinnober	7	²)				
Cinnamomum, Zimt		4	10%		D 1.2.3	D 4 „
Cistus canadensis		3	33⅓		D 1.2.3	D 4 „
— Helianthemum = Helianthemum vulg............						
Citri acidum = Acid.citricum...................						
Citrullus Colocynthis = Colocynthis						
Citrus vulgaris		3	33⅓		D 1.2.3	D 4 „
Clematis = Cl. recta, Waldrebe*†.................		3	33⅓		D 1.2.3	D 4 „
— Vitalba		3	33⅓		D 1.2.3	D 4 „

¹) Eine Mischung von 25 T Chlorwasser mit 75 T dest. Wasser ergibt die 3. Dec. Potenz D 4 — D 5 mit Wasser.
²) Verdünnungen von D 8 = C 4 ab, siehe Einleitung.

Name des Mittels	Trit §	Dil §	A.G. ⌀	Vol. 90%	Vol. 68%	Gew. 45%
Cobra di capello = Naja tripud.						
Coca, Cocablätter††		4	10%		D 1.2.3	D 4 u. s. f.
Cocainum						
— muriaticum = hydrochloric.††	7	6a	10%			D 1 „
Coccionella septempunctata, Marienkäfer			1%	D 2		
Cocculus = Anamirta Cocculus, Kockelskörner††..		4	10%	D 1.2.3	D 4	D 5 „
Coccus cacti = Cochenille .		4	10%	D 1.2.3		D 4 „
Cochlearia Armoracia = Armoracia						
— officinalis, Löffelkraut ..		3	33⅓		D 1.2.3	D 4 „
Codeinum (Alk.)††		6a	10%	D 1.2.3		D 4 „
— muriaticum††		6b	1%			D 2 „
— phosphoricum††	7	5a	10%			D 2 „
Coffea, Kaffee*			10%		D 1.2.3	D 4 „
Coffeinum††	7	6b	1%			D 2 „
Colchicinum (Alk.)		6a	10%			D 1 „
Colchicum = C. autumnale, Herbstzeitlose††		1	50%			D 1 „
— e seminibus††		4	10%		D 1.2.3	D 4 „
Cola, Kolanuß		4	10%		D 1.2.3	D 4 „
Collargolum = Arg. colloid.						
Collinsonia = C. canadensis, Grieswurzel**		3	33⅓		D 1.2.3	D 4 „
Colocynthinum (Res.)†† ...		6a	10%			D 1 „
Colocynthis = Citrullus Coloc.††		4	10%	D 1.2.3	D 4	D 5 „
Columbo, Colombowurzel		4	10%		D 1.2.3	D 4 „
Comocladia dentata, Guao**		3	33⅓		D 1.2.3	D 4 „
Condurango, Condurangorinde		4	10%		D 1.2.3	D 4 „
Coniinum (Alk.)††		6a	10%	D 1		
— muriaticum††		6a	10%			D 1 „

Name des Mittels	Trit §	Dil §	A.G. ⌀	Vol. 90%	Vol. 68%	Gew. 45%
Conium = C. maculatum, Schierling††		1	50%			D 1 u. s. f.
Convallaria majalis, Maiblume†		3	33⅓		D 1.2.3	D 4 „
Convolvulus arvensis, Ackerwinde		3	33⅓		D 1.2.3	D 4 „
— duart.		3	33⅓		D 1.2.3	D 4 „
Copaifera offic. = Copaiva Copaiva		6a	10%	D 1.2.3	D 4	D 5 „
Coriaria myrtifolia, Myrtensumach		3	33⅓		D 1.2.3	D 4 „
— ruscifolia†		4	10%		D 1.2.3	D 4 „
Cornus alternifolia**		3	33⅓		D 1.2.3	D 4 „
— circinnata, Rundblättriger Hartriegel**		3	33⅓		D 1.2.3	D 4 „
— florida, Großblättriger Hartriegel**		3	33⅓		D 1.2.3	D 4 „
— serica**		3	33⅓		D 1.2.3	D 4 „
Corydalis formosa**		3	33⅓		D 1.2.3	D 4 „
Costus dulcis, Weiße Zimtrinde		4	10%		D 1.2.3	D 4 „
Coto, Cotorinde		4	10%	D 1.2.3		D 4 „
Cotoinum verum, Stoff aus Cotorinde		6a	10%	D 1.2.3		D 4 „
Cotyledon Umbilicus, Nabelkraut		2	50%			D 1 „
Crabro vespa		4	10%	D 1.2.3		D 4 „
Crataegus e baccis, Weißdorn		2	50%			D 1 „
Creolinum						
Crocus = Crocus sativus, Safran		4	10%	D 1.2.3	D 4	D 5 „
Crotalus Cascavella = Klapperschlange††	8	1)				
Crotalus, Klapperschlange††	8	1)				
Croton Eluteria = Cascarilla						
— Tiglium, Purgierkörner††		4	10%	D 1.2.3	D 4	D 5 „

1) Verdünnungen von D 8 = C 4 ab, siehe Einleitung.

Name des Mittels	Trit §	Dil §	A.G. ∅	Vol. 90%	Vol. 68%	Gew. 45%
Cubeba, Cubebenpfeffer...		4	10%		D 1.2.3	D 4 u. s. f.
Cucurbita Pepo, Kürbis		3	33⅓		D 1.2.3	D 4 "
Cumarinum		6a	10%	D 1.2.3		D 4 "
Cuphea viscosissima**		3	33⅓		D 1.2.3	D 4 "
— sempervirens**		3	33⅓		D 1.2.3	D 4 "
Cuprum, Kupfer	7	1)				
— aceticum††	7	6b	1%			D 2 "
— arsenicosum††	7	1)				
— carbonicum††	7	1)				
— sulfuricum††	7	5a²)	10%			D 4 "
Curare, Pfeilgift††	7	1)				
Cuscuta europaea, Teufelszwirn..................		1	50%			D 1 "
Cyclamen, Alpenveilchen**†		2	50%			D 1 "
Cynanchum Vincetoxicum = (Asclepias) Vincetoxicum.						
Cynara Scolymus**		3	33⅓		D 1.2.3	D 4 "
Cynoglossum = C. officinale		3	33⅓		D 1.2.3	D 4 "
Cynosbatus, Rosenschwamm		4	10%	D 1.2.3		D 4 "
Cyprinus barbus**		4	10%	D 1.2.3		D 4 "
Cypripedium pubescens, Frauenschuh**		3	33⅓		D 1.2.3	D 4 "
Cytisus Laburnum, Goldregen††		2	50%			D 1 "
Damiana		4	10%		D 1.2.3	D 4 "
Daphne indica**†		3	33⅓		D 1.2.3	D 4 "
— Laureola**†		3	33⅓		D 1.2.3	D 4 "
— Mezereum		3	33⅓		D 1.2.3	D 4 "
Datura arborea†		2	50%			D 1 "
— Metel**†		4	10%	D 1.2.3		D 4 "
— Stramonium...........		1	50%			D 1 "
Delphinium Consolida		3	33⅓		D 1.2.3	D 4 "
Dictamnus albus e foliis, Diptam.		3	33⅓		D 1.2.3	D 4 "
— — e radice		3	33⅓		D 1.2.3	D 4 "

[1]) Verdünnungen von D 8 = C 4 ab, siehe Einleitung.
[2]) D 2 und D 3 mit Wasser.

Name des Mittels	Trit §	Dil §	A.G. ⌀	Vol. 90%	Vol. 68%	Gew. 45%
Digitalinum ††	7	6b	1%	D 2.3	D 4	D 5 u. s. f.
Digitalis = D. purpurea, Fingerhut †††		1	50%			D 1 „
— lutea ††		1	50%			D 1 „
Digitoxinum (Glyc.) ††	7	6b	1%	D 2.3	D 4	D 5 „
Dinitrobenzolum †		6a	10%	D 1.2.3		D 4 „
Dioscorea = D. villosa ** †		3	33⅓		D 1.2.3	D 4 „
Diosma foetida **		3	33⅓		D 1.2.3	D 4 „
Dipsacus sylvester		3	33⅓		D 1.2.3	D 4 „
Dirca palustris, Lederholz **		3	33⅓		D 1.2.3	D 4 „
Dolichos pruriens, Juckbohne		4	10%	D 1.2.3		D 4 „
Doryphora decemlineata, Coloradokäfer **		4	10%	D 1.2.3		D 4 „
Dracontium foetidum **		3	33⅓		D 1.2.3	D 4 „
Drosera = D. rotundifolia, ·Sonnentau *		2	50%			D 1 „
Dryobalanops Camphora **						
Duboisia = D. myoporoïdes ** †		3	33⅓		D 1.2.3	D 4 „
Duboisinum (Alk.) ††		6b	1%	D 2.3		D 4 „
Dulcamara, Bittersüß †		1	50%			D 1 „
Dulongia acuminata		3	33⅓		D 1.2.3	D 4 „
Echinacea = E. angustifolia **		3	33⅓		D 1.2.3	D 4 „
Elaeagnus = E. angustifol. *		4	10%	D 1.2.3		D 4 „
Elaeis guinensis **		3	33⅓		D 1.2.3	D 4 „
Elaps corallinus, Korallenotter ††	8					
Elaterium, Springgurke **		1	50%			D 1 „
Emetinum ††		6a	10%	D 1.2.3		D 4 „
Epigaea repens **		3	33⅓		D 1.2.3	D 4 „
Epilobium palustre, Sumpf-Weidenröschen		2	50%			D 1 „
Epiphegus americanus **		3	33⅓		D 1.2.3	D 4 „
Equisetum arvense, Zinnkraut		1	50%			D 1 „
— hiemale, Winterschachtelhalm		1	50%			D 1 „

Name des Mittels	Trit §	Dil §	A.G. ⌀	Vol. 90%	Vol. 68%	Gew. 45%
Equisetum arvense limosum .		1	50%			D 1 u. s. f.
Erechthites = E. praealta**		3	33⅓		D 1.2.3	D 4 „
Ergotinum, Mutterkornextrakt*††	7	D 1¹)	10%			D 2 „
Erica = Erica vulgaris ...		3	33⅓		D 1.2.3	D 4 „
Erigeron acre		3	33⅓		D 1.2.3	D 4 „
— canadensis**		3	33⅓		D 1.2.3	D 4 „
Eriodictyon californicum** .		3	33⅓		D 1.2.3	D 4 „
Erodium cicutarium		3	33⅓		D 1.2.3	D 4 „
Ervum Ervilia*		4	10%	D 1.2.3		D 4 „
Eryngium aquaticum**		3	33⅓		D 1.2.3	D 4 „
— maritimum, Meerstranddistel**		3	33⅓		D 1.2.3	D 4 „
Erysimum officinale		3	33⅓		D 1.2.3	D 4 „
Erythraea Centaurium = Centaurium						
Erythronium americanum**		3	33⅓		D 1.2.3	D 4 „
Erythroxylon Coca = Coca.						
Eucalyptus, Fieberbaum ...		4	10%	D 1.2.3		D 4 „
Eugenia Jambosa		3	33⅓		D 1.2.3	D 4 „
Eupatorium aromaticum** .		3	33⅓		D 1.2.3	D 4 „
— cannabinum**		3	33⅓		D 1.2.3	D 4 „
— odoratum**		3	33⅓		D 1.2.3	D 4 „
— perfoliatum, Wasserhanf**................		3	33⅓		D 1.2.3	D 4 „
— purpureum, Roter Wasserhanf**		3	33⅓		D 1.2.3	D 4 „
Euphorbia amygdaloides**†		3	33⅓		D 1.2.3	D 4 „
— corollata**†		3	33⅓		D 1.2.3	D 4 „
— Cyparissias, Wolfsmilch†		3	33⅓		D 1.2.3	D 4 „
— Esula†		3	33⅓		D 1.2.3	D 4 „
— helioscopia†		3	33⅓		D 1.2.3	D 4 „
— hypericifolia†		3	33⅓		D 1.2.3	D 4 „
— Lathyris*†		4	10%	D 1.2.3		D 4 „
— pilulifera**†		3	33⅓		D 1.2.3	D 4 „
— splendens**†		3	33⅓		D 1.2.3	D 4 „

¹) 1 T Ergotin + 8 T Wasser + 1 T (90%) Spiritus.

Name des Mittels	Trit §	Dil §	A.G. ∅	Vol. 90%	Vol. 68%	Gew. 45%
Euphorbia villosa**†		3	33⅓		D 1.2.3	D 4 u. s. f.
Euphorbium ††		4	10%	D 1.2.3	D 4	D 5 „
Euphrasia = E. officinalis, Augentrost		3	33⅓		D 1.2.3	D 4 „
Eupionum		6b	1%	D 1.2.3		D 4 „
Evonymus atropurpurea**		3	33⅓		D 1.2.3	D 4 „
— europaea, Pfefferhütchen		1	50%			D 1 „
Fagopyrum = F. esculentum		3	33⅓	D 1.2.3		D 4 „
Farfara, Huflattich		1	50%			D 1 „
Fel tauri, Rindergalle	9	6b	1%			D 2 „
Ferrum, Eisen	7	[1]				
— aceticum	7	[1]				
— arsenicosum ††	7	[1]				
— carbonicum †	7[2]	[1]				
— citricum oxyd.	7		1%			D 2 „
— jodatum †			10%			
— lacticum	7	[1]				
— muriaticum = F. chlorat. = F. sesquichlor.		D 1[3]	10%	(D 2 mit	Wasser)	D 3 „
— picrinicum ††		5b	1%			
— phosphoricum	7	[1]				
— pomatum			10%			D 2 „
— sulfuricum	7	[1]				
Ficus religiosus**		3	33⅓		D 1.2.3	D 4 „
Filix mas = Aspidium Filix mas. Wurmfarn ††		3	33⅓		D 1.2.3	D 4 „
Fluoris acidum = Acidum hydrofluoricum						
Foeniculum		4	10%	D 1.2.3		D 4 „
Foenum graecum		4	10%	D 1.2.3		D 4 „
Formica rufa, Ameise		4	10%	D 1.2.3		D 4 „
Formicae acidum = Acidum formicic.						

[1] Verdünnungen von D 8 = C 4 ab, siehe Einleitung.
[2] 1 + 1 = D 1.
[3] D 1 = 3 Teile Liquor ferri sesquichl. + 7 Teile Wasser.

Name des Mittels	Trit §	Dil §	A.G. ⌀	Vol. 90%	Vol. 68%	Gew. 45%
Fragaria vesca, Erdbeerfrüchte		3	33⅓		D 1.2.3	D 4 u. s. f.
Franciscea uniflora**†		3	33⅓		D 1.2.3	D 4 „
Frangula, Faulbaum		3	33⅓		D 1.2.3	D 4 „
Frankenia grandiflora**		4	10%		D 1.2.3	D 4 „
Frasera carolinensis, Columbo*		3	33⅓		D 1.2.3	D 4 „
Fraxinus americana**		3	33⅓		D 1.2.3	D 4 „
— excelsior		3	33⅓		D 1.2.3	D 4 „
Fucus vesiculosus, Blasentang		4	10%	D 1.2.3		D 4 „
Fumaria = F. officinalis, Erdrauch		1	50%			D 1 „
Galanga		4	10%	D 1.2.3		D 4 „
Galbanum		4	10%	D 1.2.3		D 4 „
Galeopsis = G. ochroleuca, Hanfnessel		1	50%			D 1 „
Galium Aparine, Klebkraut		1	50%			D 1 „
— (Mollugo) album, Labkraut		2	50%			D 1 „
— verum		1	50%			D 1 „
Gallae turcicae		4	10%		D 1.2.3	D 4 „
Gambogia = Gummi Gutti.						
Gaultheria procumbens, Wintergrün		4	10%	D 1.2.3		D 4 „
Gefion = Arsenicum = Acid. arsenicosum						
Gelsemium, Wilder Jasmin**††		3	33⅓		D 1.2.3	D 4 „
Genista scoparia = Sarothamnus scoparius						
— tinctoria, Färberginster		3	33⅓		D 1.2.3	D 4 „
Gentiana Amarella*		3	33⅓		D 1.2.3	D 4 „
— cruciata**		3	33⅓		D 1.2.3	D 4 „
— lutea, Gelber Enzian		3	33⅓		D 1.2.3	D 4 „
— quinqueflora**		3	33⅓		D 1.2.3	D 4 „
Geranium maculatum, Storchenschnabel**		3	33⅓		D 1.2.3	D 4 „

Name des Mittels	Trit §	Dil §	A.G. ∅	Vol. 90%	Vol. 68%	Gew. 45%
Geranium odoratum**		3	33⅓		D 1.2.3	D 4 u. s. f.
— Robertianum, Ruprechtskraut		1	50%			D 1 „
Geum rivale, Nelkenwurz..		3	33⅓		D 1.2.3	D 4 „
— urbanum		4	10%		D 1.2.3	D 4 „
Ginseng		4	10%	D 1.2.3		D 4 „
Glechoma hederacea, Guntelrebe		3	33⅓		D 1.2.3	D 4 „
Glonoinum, Nitroglycerin††		6b	1%	D 2		D 3 „
Glycyrrhiza glabra		4	10%		D 1.2.3	D 4 „
Gnaphalium arenarium, Strohblume		3	33⅓		D 1.2.3	D 4 „
— polycephalum**		3	33⅓		D 1.2.3	D 4 „
Goa = Araroba = Chrysarobin.**						
Gonolobus Condurango = Condurango						
Gossypium herbaceum, Baumwollstaude**		3	33⅓		D 1.2.3	D 4 „
Granatum, Granatbaum		4	10%	D 1.2.3		D 4 „
Graphites, Reißblei	7	1)				
Gratiola = G. officinalis, Gottesgnadenkraut *†		2	50%			D 1 „
Grindelia robusta*		4	10%	D 1.2.3		D 4 „
— squarrosa**		4	10%		D 1.2.3	D 4 „
Guaco*		4	10%	D 1.2.3		D 4 „
Guajacum		4	10%		D 4	D 5 „
Guarana*		4	10%		D 1.2.3	D 4 „
Guarea trichilioides**		4	10%	D 1.2.3		D 4 „
Gummi gutti = Gambogia††		4	10%		D 4	D 5 „
Gymnocladus canadensis**		3	33⅓		D 1.2.3	D 4 „
Haematoxylon campechianum		4	10%	D 1.2.3		D 4 „
Hamamelis**		3	33⅓		D 1.2.3	D 4 „
Hedeoma pulegioides**		3	33⅓		D 1.2.3	D 4 „
Hedera helix		3	33⅓		D 1.2.3	D 4 „

1) Verdünnungen von D 8 = C 4 ab, siehe Einleitung.

Name des Mittels	Trit §	Dil §	A.G. ∅	Vol. 90%	Vol. 68%	Gew. 45%
Helianthemum canadense**						
— vulgare = Cistus Helianthemum		4	10%	D 1.2.3		D 4 u. s. f.
Helianthus annuus, Sonnenblume		4	10%	D 1.2.3	D 4	D 5 „
Heliotropium = Heliotrop. peruvianum**		3	33⅓		D 1.2.3	D 4 „
Helix pomatia		4	10%	D 1.2.3		D 4 „
Helleborus = H. niger, Nieswurzel††		4	10%	D 1.2.3	D 4	D 5 „
— foetidus**††		4	10%		D 1.2.3	D 4 „
— orientalis**††		4	10%		D 1.2.3	D 4 „
— viridis, Grüne Nieswurz††		4	10%	D 1.2.3	D 4	D 5 „
Helminthochortos = Alsidium Helminthochorton		4	10%	D 1.2.3		D 4 „
Helonias = H. dioica**†		3	33⅓		D 1.2.3	D 4 „
Hepar sulfuris = Hep. sulf. calc., Schwefelleber	7	¹)				
— — kalinum	7²)	¹)				
Hepatica triloba, Leberblümchen		3	33⅓		D 1.2.3	D 4 „
Heracleum Sphondylium = Branca ursina, Bärenklaue		1	50%			D 1 „
Herniaria glabra, Tausendkorn		3	33⅓		D 1.2.3	D 4 „
Hieracium pilosella, Mausöhrchenkraut		1	50%			D 1 „
— umbellatum, Habichtskraut		1	50%			D 1. „
Hippocastanum = Aesculus Hippocast.						
Hippomane Mancinella = Mancinella						
Hoang-Nau = Strychnos Gaultheriana††		4	10%		D 1.2.3	D 4 „

¹) Verdünnungen von D 8 = C 4 ab, siehe Einleitung.
²) Wegen der Zerflleßlichkeit erst von D 2 ab.

Name des Mittels	Trit §	Dil §	A.G. ∅	Vol. 90%	Vol. 68%	Gew. 45%
Hoitzia coccinea = Loeselia coccinea		4	10%		D 1.2.3	D 4 u. s. f.
Humulus Lupulus = Lupulus						
Hura brasiliensis = Assacu††		1	50%			D 1 „
Hydrangea arborescens** ..		3	33⅓		D 1.2.3	D 4 „
Hydrargyrum s. Mercurius .						
Hydrastinum muriatic. (Alk.)††		6a	10%			D 1 „
Hydrastis = H. canadensis††		4	10%		D 1.2.3	D 4 „
Hydrocotyle asiatica, Wassernabel		4	10%		D 1.2.3	D 4 „
Hydrocyani acidum = Acid. hydrocyanicum						
Hydrophyllum, virginicum**		3	33⅓		D 1.2.3	D 4 „
Hydropiper, Wasserpfeffer .		2	50%			D 1 „
Hyoscinum (Alk.)††		6b	1%	D 2.3		D 4 „
Hyoscyaminum (Alk.)†† ..		6b	1%	D 2.3		D 4 „
— hydrobromicum (Alk.)††.		6b	1%			D 2 „
Hyoscyamus = Hyoscyam. niger, Bilsenkraut††		1	50%			D 1 „
— Scopolia**††		1	50%			D 1 „
Hypericum = Hyp. perforatum, Johanniskraut		3	33⅓		D 1.2.3	D 4 „
— pulchrum**		3	33⅓		D 1.2.3	D 4 „
Iberis amara, Schleifenblume		4	10%		D 1.2.3	D 4 „
Ichthyolum = Ammon. sulf. ichthyol.		6a	10%			D 1 „
Ignatia = Ignatia amara, Ignatiusbohne††		4	10%		D 1.2.3	D 4 „
Ilex Aquifolium, Stechpalme		2	50%			D 1 „
— paraguayensis = Maté ..						
Ilicium verum = Anisum stellat.						
Imperatoria Ostruthium ...		3	33⅓		D 1.2.3	D 4 „
Indigo	7		¹)			
Inula Helenium, Alant		3	33⅓		D 1.2.3	D 4 „

¹) Verdünnungen von D 8 = C 4 ab, siehe Einleitung.

Name des Mittels	Trit §	Dil §	A.G. ⌀	Vol. 90%	Vol. 68%	Gew. 45%
Ipecacuanha, Brechwurzel*††		4	10%		D 1.2.3	D 4 u. s. f.
Iris florentina**		3	33⅓		D 1.2.3	D 4 „
— **foetidissima****		3	33⅓		D 1.2.3	D 4 „
— **germanica**.............		3	33⅓		D 1.2.3	D 4 „
— **Pseudacorus**		3	33⅓		D 1.2.3	D 4 „
— **versicolor, Schwertlilie****		3	33⅓		D 1.2.3	D 4 „
Jaborandi††		4	10%		D 1.2.3	D 4 „
Jacaranda Caroba		4	10%		D1.2.3	D 4 „
Jalapa*††		4	10%	D 1.2.3	D 4	D 5 „
Jatropha Curcas†		4	10%	D 1.2.3	D 4	D 5 „
— **gossypifolia*†**		4	10%	D 1.2.3		D 4 „
Jequirity = Abrus precatorius, Paternostererbse †		4	10%	D 1.2.3		D 4 „
Jodoformium††		6b	1%	D 2.3		D 4 „
Jodum*††		6a	10%	D 1.2.3		D 4 „
Juglans cinerea, Graue Walnuß**		3	33⅓		D 1.2.3	D 4 „
— **regia, Walnuß**		3	33⅓		D 1.2.3	D 4 „
Juncus effusus, Binse		3	33⅓		D 1.2.3	D 4 „
— **pilosus**		3	33⅓		D 1.2.3	D 4 „
Juniperus = Junip. communis, Wacholder.......		3	33⅓		D 1.2.3	D 4 „
— **Sabina**		3	33⅓		D 1.2.3	D 4 „
— **virginiana****		3	33⅓		D 1.2.3	D 4 „
Justicia Adhatoda = Adhotada Vasica**		3	33⅓		D 1.2.3	D 4 „
Kalium aceticum		6a	10%			D 1 „
— **arsenicosum††**	7	D 2[1])	1%			D 3 „
— **bichromicum††**	7	5a[2])	10%			D 5 „
— **bioxalicum††**	7	5b[3])	1%			D 3 „
— **bromatum**	7	5a	10%			D 2 „

[1]) Dil. D 2 = durch Lösen von 1 T Ursubstanz in 89 T Wasser und 10 T Weingeist 90%.
[2]) D 1—4 mit Wasser.
[3]) D 2 mit Wasser.

Name des Mittels	Trit §	Dil §	A.G. ⌀	Vol. 90%	Vol. 68%	Gew. 45%
Kalium carbonicum	7[1])	5a[2])	10%			D 3 u. s. f.
— causticum ††		6a	10%			D 1 „
— chloratum	7	5a	10%			D 2 „
— chloricum	7[1])	D 2[3])	1%			D 3 „
— chromicum ††		5a[2])	10%			D 3 „
— cyanatum ††	7[1])	[4])	1%			D 3 „
— hydrobrom. = K. bromat.						
— hydrocyan. = K. cyanat.						
— hydrojodicum = Kali jod.						
— jodatum = K. hydrojodicum †	7	6a	10%			D 1 „
— muriaticum = K. chloratum						
— nitricum	7	5a	10%			D 2 „
— phosphoricum	7[1])	5b	1%	(D 1 u. 2	m. Wass.)	D 3 „
— sulfuricum	7	5a	10%			D 3 „
— tartaricum	7	5a	10%			D 2 „
Kalmia = K. latifolia, Berglorbeer **		3	33⅓		D 1.2.3	D 4 „
Kamala		4	10%	D 1.2.3	D 4	D 5 „
Kava-Kava = Piper methysticum **						
Kino		4	10%		D 1.2.3	D 4 „
Knautia arvensis		3	33⅓		D 1.2.3	D 4 „
Kousso = Brayera anthelm.		4	10%	D 1.2.3		D 4 „
Krameria triandra = Ratanhia						
Kreosotum ††	8	6a	10%	D 1.2.3		D 4 „
Lac caninum, Hundemilch		1	50%			D 1 „
— defloratum, Abgerahmte Milch		1	50%			D 1 „
— sulfuris = Sulfur. praec.						

---

[1]) Erst von D 2 an.
[2]) D 2 mit Wasser.
[3]) Dil. D 2 = durch Lösen von 1 T Ursubstanz in 89 T Wasser und 10 T Weingeist 90%.
[4]) 1 T Substanz + 89 Wasser + 10 Weingeist.

Name des Mittels	Trit §	Dil §	A.G. ⌀	Vol. 90%	Vol. 68%	Gew. 45%
Lacerta agilis, Eidechse ...		4	10%	D 1.2.3		D 4 u. s. f.
Lachesis, Schlangengift†† .	8	1)				
Lachnanthes = L. tinctoria, Wollnarzisse**		3	33⅓		D 1.2.3	D 4 „
Lactis acidum = Ac. lactic.						
Lactuca sativa, Gartenlattich†		1	50%			D 1 „
— virosa, Giftlattich†		1	50%			D 1 „
Lamium album, Taubnessel*		1	50%			D 1 „
Lapathum acutum, Grindwurz		3	33⅓		D 1.2.3	D 4 „
Lappa major = (Bardana) = Arctium Lappa						
Lathyrus sativus, Platterbse		4	10%		D 1.2.3	D 4 „
Latrodectus mactans		4	10%	D 1.2.3		D 4 „
Laurocerasus, Kirschlorbeer*††		2	50%			D 1 „
Laurus nobilis, Lorbeer		3	33⅓		D 1.2.3	D 4 „
Lavandula = L. officinalis .		3	33⅓		D 1.2.3	D 4 „
Lecithinum		6b	1%	D 2.3		D 4 „
Ledum = L. palustre, Sumpfporst		4	10%		D 1.2.3	D 4 „
Lemna minor, Wasserlinse.		2	50%			D 1 „
Leonurus Cardiaca, Herzgespann		3	33⅓		D 1.2.3	D 4 „
Lepidium bonariense**		3	33⅓		D 1.2.3	D 4 „
Leptandra = L. virginica**.		3	33⅓		D 1.2.3	D 4 „
Levisticum = L. officinale, Liebstöckel		3	33⅓		D 1.2.3	D 4 „
Liatris odoratissima**		3	33⅓		D 1.2.3	D 4 „
— spicata**		3	33⅓		D 1.2.3	D 4 „
Lichen islandicus = Cetraria islandica						
Lilium album, Lilie*		1	50%			D 1 „
— tigrinum, Türkenbundlilie*		1	50%			D 1 „

1) Verdünnungen von C 4 = D 8 an.

Name des Mittels	Trit §	Dil §	A.G. ∅	Vol. 90%	Vol. 68%	Gew. 45%
Limax ater, Waldschnecke.		4	10%	D 1.2.3		D 4 „
Linaria = L. vulgaris, Leinkraut		3	33⅓		D 1.2.3	D 4 „
Linum catharticum†		3	33⅓		D 1.2.3	D 4 „
— usitatissimum, Lein		3	33⅓		D 1.2.3	D 4 „
Liriodendron tulipifera** ...		3	33⅓		D 1.2.3	D 4 „
Lithium carbonicum	7	5b	1%	(D 2 m.	Wasser)	D 3 „
— chloratum		6a	10%			D 1 „
— hydrochlor. = L. chlorat..						
— hydrojodicum = L. jodatum†		6a	10%			D 1 „
— salicylicum		6a	10%			D 1 „
Loasa tricolor**		3	33⅓		D 1.2.3	D 4 „
Lobelia = L. inflata**†† ...		3	33⅓		D 1.2.3	D 4 „
— cardinalis**††		3	33⅓		D 1.2.3	D 4 „
— syphilitica**††		3	33⅓		D 1.2.3	D 4 „
Lolium temulentum, Taumellolch††		4	10%	D 1.2.3		D 4 „
Lonicera Caprifolium		3	33⅓		D 1.2.3	D 4 „
Loranthus europaeus*		3	33⅓		D 1.2.3	D 4 „
Lupulinum, Drüsenschuppen d. Hopfens		4	10%	D 1.2.3		D 4 „
Lupulus = Humulus Lupulus, Hopfen		3	33⅓		D 1.2.3	D 4 „
Lycium barbarum, Bocksdorn		2	50%			D 1 „
Lycoperdon Bovista = Bovista....................						
Lycopodium, Bärlappsamen		4	10%	D 1.2.3		D 4 „
— Selago*		3	33⅓		D 1.2.3	D 4 „
Lycopus europaeus		3	33⅓		D 1.2.3	D 4 „
— virginicus**		3	33⅓		D 1.2.3	D 4 „
Lysimachia nummularia, Pfennigkraut		2	50%			D 1 „
Lythrum Salicaria		3	33⅓		D 1.2.3	D 4 „
Lytta vesicatoria = Cantharis*†						

Name des Mittels	Trit §	Dil §	A.G. ⌀	Vol. 90%	Vol. 68%	Gew. 45%
Madar*		4	10%	D 1.2.3		D 4 u. s. f.
Magnesium carbonicum	7	1)				
— muriaticum	7²	6a				D 1 „
— phosphoricum	7	1)				
— sulfuricum	7	5b	1%			D 3 „
Magnolia glauca*		3	33⅓		D 1.2.3	D 4 „
— grandiflora*						
Majorana, Majoran		3	33⅓		D 1.2.3	D 4 „
Malva silvestris, Käsepappel		3	33⅓		D 1.2.3	D 4 „
Mammea americana*		4	10%	D 1.2.3		D 4 „
Manaca = Franciscea uniflora**						
Mancinella**†		3	33⅓		D 1.2.3	D 4 „
Mandragora**†		3	33⅓		D 1.2.3	D 4 „
Manganum aceticum	7	5a	10%			D 2 „
— carbonicum	7	1)				
— sulfuricum	7	5a	10%			D 3 „
Manihot = Janipha Manihot††		4	10%	D 1.2.3		D 4 „
Maranta arundinacea**		4	10%	D 1.2.3		D 4 „
Marchantia polymorpha**		3	33⅓		D 1.2.3	D 4 „
Marrubium album, Andorn		3	33⅓		D 1.2.3	D 4 „
Marum verum, Katzenkraut		3	33⅓		D 1.2.3	D 4 „
Matè = Ilex paraguayensis, Paraguaytee		4	10%		D 1.2.3	D 4 „
Matico		4	10%		D 1.2.3	D 4 „
Matricaria Chamomilla = Cham.						
Medusa*		4	10%	D 1.2.3		D 4 „
Melaleuca Cajeputi = Cajeputum						
— hypericifolia**		3	33⅓		D 1.2.3	D 4 „
Melastoma Ackermanni**		3	33⅓		D 1.2.3	D 4 „

1) Verdünnungen von D 8 = C 4 ab, siehe Einleitung.
2) ab D 2.

Name des Mittels	Trit §	Dil §	A.G. ∅	Vol. 90%	Vol. 68%	Gew. 45%
Melilotus = M. officinalis, Steinklee		3	33⅓		D 1.2.3	D 4 u. s. f.
— albus						
Melissa = M. officinalis, Melisse		3	33⅓		D 1.2.3	D 4 „
Meloë majalis		4	10%	D 1.2.3		D 4 „
Melolontha vulgaris		4	10%	D 1.2.3		D 4 „
Menispermum canadense**		3	33⅓		D 1.2.3	D 4 „
Mentha piperita, Pfefferminze		3	33⅓		D 1.2.3	D 4 „
— Pulegium		3	33⅓		D 1.2.3	D 4 „
Menyanthes trifoliata, Bitterklee		1	50%			D 1 „
Mephitis putorius, Stinktier*		6b	1%	D 2.3		D 4 „
Mercurialis perennis, Bingelkraut		2	50%			D 1 „
Mercurius = Merc. solubilis						
— aceticus ††	7	¹)				
— auratus ††		¹)				
— bijod. ††	7²)			D 3³)		D 4 „
— bichromicus ††						
— cyanatus ††	7	6b	1%			D 2 „
— dulcis = Calomel †	7	¹)				
— jodatus flavus ††	7	¹)				
— nitrosus ††	7²)	¹)				
— — ruber ††	7	¹)				
— solubilis ††	7	¹)				
— sublimatus corrosivus ††	7	6a	10%			D 1 „
— sulf. niger = Aethiops miner. ††						
— — ruber = Cinnabaris †						
— sulfuricus ††	7	¹)				
— vivus, Quecksilber ††	7	¹)				
Methonica gloriosa**		3	33⅓		D 1.2.3	D 4 „

¹) Verdünnungen von D 8 = C 4 ab, siehe Einleitung.
²) ab D 2.
³) 1 + 999 T 90% Weingeist.

Name des Mittels	Trit §	Dil §	A.G. ⌀	Vol. 90%	Vol. 68%	Gew. 45%
Meum athamanticum*		4	10%	D 1.2.3		D 4 u. s. f.
Mezereum = Daphne Mezereum†		3	33⅓		D 1.2.3	D 4 „
Mikania Guaco = Guaco**						
Millefolium = Achillea Millefol., Schafgarbe		3	33⅓		D 1.2.3	D 4 „
Millepedes		4	10%	D 1.2.3		D 4 „
Mimosa humilis**		3	33⅓		D 1.2.3	D 4 „
Mitchella repens**		3	33⅓		D 1.2.3	D 4 „
Momordica Balsamina** ...		1	50%			D 1 „
Monarda didyma**		3	33⅓			
Monesia*		4	10%		D 1.2.3	D 4 „
Monotropa uniflora**†		3	33⅓		D 1.2.3	D 4 „
Morphium muriaticum ††...	7	6b	1%			D 2 „
Moschus, Bisam		4¹)	1%			D 3 „
Muira Puama*		4	10%	D 1.2.3		D 4 „
Murex purpureus	8	²)				
Muriadis acidum = Acid. muriatic.						
Musa paradisiaca* = M. sapientum						
— sapientum = Musa paradisiaca		4	10%	D 1.2.3		D 4 „
Mutisia viciaefolia**		3	33⅓		D 1.2.3	D 4 „
Mygale avicularia = Aranea avic................						
Myosotis arvensis		3	33⅓		D 1.2.3	D 4 „
Myosurus minimus		3	33⅓		D 1.2.3	D 4 „
Myrica cerifera**		3	33⅓		D 1.2.3	D 4 „
Myristica sebifera**		4	10%		D 1.2.3	D 4 „
Myroxylon peruiferum = Balsamum peruvianum*.						
Myrrha		4	10%	D 1.2.3		D 4 „
Myrtillus, Heidelbeere		3	33⅓		D 1.2.3	D 4 „
Myrtus communis,** Myrte.		3	33⅓		D 1.2.3	D 4 „

[1]) 30% Weingeist.
[2]) Verdünnungen von C 4 = D 8 an.

Name des Mittels	Trit §	Dil §	A.G. ⌀	Vol. 90%	Vol. 68%	Gew. 45%
Myrtus Pimenta = Capsicum jamaicum		4	10%	D 1.2.3		D 4 u. s. f.
Nabalus albus**		3	33⅓		D 1.2.3	D 4 „
— Serpentaria**		3	33⅓		D 1.2.3	D 4 „
Naja tripudians = Cobra Brillenschlange	8	5b	1%	(D 2—6	m. Glyc.)	D 7 „
Naphthalinum	7	6a	10%	D 1.2.3.		D 4 „
Narcissus pseudonarcissus* .		3	33⅓		D 1.2.3	D 4 „
Nasturtium aquaticum, Brunnenkresse		3	33⅓		D 1.2.3	D 4 „
Natrium aceticum		D 1¹)	10%			D 2 „
— arsenicosum	7	5a	10%			D 3 „
— benzoicum		D 1¹)	10%			D 2 „
— bromatum	7	6a	10%			D 1 „
— carbonicum	7	5a	10%			D 3 „
— chloratum, Kochsalz	7	D 1¹)	10%			D 2 „
— choleinicum		6a	10%			D 1 „
— hydrojodicum = Natr. jodat						
— jodatum†	7²)	6a	10%			D 1 „
— muriaticum = Natr. chlor.						
— nitricum	7	D 1¹)	10%			D 2 „
— phosphoricum	7	5a	10%	(D 1 u.2	m.Wass.)	D 3 „
— salicylicum		6a	10%			D 1 „
— silicicum		5a	10%	(D 1 u.2	m.Wass.)	D 3 „
— sulfuricum	7	5a	10%	(D 1 u.2	m.Wass.)	D 3 „
Negundo = Acer Negundo**						
Niccolum, Nickel	7	³)				
Nicotinum*		6a	10%			D 1 „
Nigella damascena		4	10%	D 1.2.3		D 4 „
— sativa, Schwarzkümmel .		4	10%	D 1.2.3		D 4 „
Nitri acidum = Acid. nitricum						
— spiritus dulcis						

¹) 1 + 8 + 1 90%/₀ Weingeist.
²) ab D 2.
³) Verdünnungen von C 4 = D 8 an.

Name des Mittels	Trit §	Dil §	A.G. ∅	Vol. 90%	Vol. 68%	Gew. 45%
Nitroglycerinum = Glonoinum						
Nitrum = Kalium nitricum.						
Nuphar luteum, Mummel		2	50%			
Nux moschata, Muskatnuß		4	10%	D 1.2.3	D 4	D 5 u. s. f.
— vomica, Brechnuß		4	10%		D 1.2.3	D 4	"
Nyctanthes Arbor tristis**		3	33⅓		D 1.2.3	D 4	"
Nymphaea odorata, Seerose**		3	33⅓		D 1.2.3	D 4	"
Ocimum Basilicum = Basilic.						
— canum**		3	33⅓		D 1.2.3	D 4	"
Oenanthe crocata, Rebendolde**†		3	33⅓		D 1.2.3	D 4	"
Oenothera biennis, Nachtkerze		2	50%			D 1	"
Oleander*†		3	33⅓		D 1.2.3	D 4	"
Oleum animale aethereum		6b	1%	D 2			
— Cajeputi = Cajeputum		6a	10%	D 1.2.3	D 4	D 5	"
— Jecoris aselli		6b	1%	D 2			
— Santali*		6a	10%		D 1.2.3	D 4	"
— Succini		6b	1%	D 2			
— Terebinth. Terpentinöl		6a	10%	D 1.2.3	D 4	D 5	"
Ononis spinosa, Hauhechel		3	33⅓		D 1.2.3	D 4	"
Onopordon Acanthium, Eselsdistel		3	33⅓		D 1.2.3	D 4	"
Onosmodium virginicum**		3	33⅓		D 1.2.3	D 4	"
Opium*††		4	10%		D 1.2.3	D 4	"
Opopanax = Opoponax		6a	10%	D 1.2.3		D 4	"
Opuntia vulgaris, Feigencactus**		3	33⅓				
Oreoselinum, Augenwurz		3	33⅓		D 1.2.3	D 4	"
Origanum creticum**		3	33⅓		D 1.2.3	D 4	"
Origanum Majorana = Major.						
— vulgare, Dost		3	33⅓		D 1.2.3	D 4	"
Ornithogalum umbellatum		3	33⅓		D 1.2.3	D 4	"

Name des Mittels	Trit §	Dil §	A.G. ∅	Vol. 90%	Vol. 68%	Gew. 45%
Orobanche virginiana = Epiphegus americanus**....		3	33⅓		D 1.2.3	D 4 u. s. f.
Ostrya virginica*..........		4	10%	D 1.2.3		D 4 „
Ottonia Anisum		4	10%	D 1.2.3		D 4 „
Oxalii acidum = Acid oxalicum................						
Oxalis Acetosella, Sauerklee†		1	50%			D 1 „
Oxydendron arboreum** ...		3	33⅓		D 1.2.3	D 4 „
Padus avium		2	50%			D 1 „
Paeonia officinalis, Pfingstrose		3	33⅓		D1.2.3.	D 4 „
Pambotano = Calliandra Houstoni**		4	10%		D 1.2.3	D 4 „
Panax quinquefolium**....		4	10%	D 1.2.3		D 4 „
Panna*††		4	10%	D 1.2.3		D 4 „
Papaver dubium		3	33⅓		D 1.2.3	D 4 „
Pareira brava**		4	10%		D 1.2.3	D 4 „
Paris quadrifolia, Einbeere†		1	50%			D 1 „
Passiflora = P. incarnata, Passionsblume		3	33⅓		D 1.2.3	D 4 „
Pastinaca sativa, Pastinak ..		3	33⅓		D 1.2.3	D 4 „
Patchouly		4	10%	D 1.2.3		D 4 „
Paullinia sorbilis = Guarana*						
Penghawar Yambi*		4	10%	D 1.2.3		D 4 „
Penthorum sedoides**		3	33⅓		D 1.2.3	D 4 „
Pepsinum	7	1)				
Petasites = P. officinalis, Pestwurz		3	33⅓		D 1.2.3	D 4 „
Petiveria tetrandra**		4	10%		D 1.2.3	D 4 „
Petroleum, Steinöl		6b	1%	D 2.3	D 4	D 5 „
Petroselinum = Petr. sativum, Petersilie		3	33⅓		D 1.2.3	D 4 „
— e seminibus		4	10%	D 1.2.3		D 4 „
Peucedanum = P. officinale		2	50%			D 1 „
Peumus Boldus = Boldo...						

¹) Verdünnungen von D 8 = C 4 ab, siehe Einleitung.

Name des Mittels	Trit §	Dil §	A.G. ∅	Vol. 90%	Vol. 68%	Gew. 45%
Phaseolus nanus, Zwerg- oder Buschbohne**		3	33⅓		D 1.2.3	D 4 u. s. f.
— **vulgaris e tota planta**		3	33⅓		D 1.2.3	D 4 „
Phellandrium = Ph. aquatic. Wasserfenchel		4	10%	D 1.2.3		D 4 „
Philadelphus coronarius**		3	33⅓		D 1.2.3	D 4 „
Phosphori acidum = Acidum phosph.						
Phosphorus			0,1% = D3	D 4	D 5	D 6 „
Physalis Alkekengi		2	50%			D 1 „
Physostigma venenosum = Calabar						
Phytolacca, Kermes- beere**†		3	33⅓		D 1.2.3	D 4 „
— **e baccis****†		3	33⅓		D 1.2.3	D 4 „
Pichi-Pichi = Fabiana im- bricata**†		4	10%	D 1.2.3		D 4 „
Pichurim*		4	10%	D 1.2.3		D 4 „
Picronitri acidum = Acid. picrinic.						
Pilocarpinum muriaticum††	7	6a	10%			D 1 „
Pilocarpus Jaborandi = Ja- bor.††						
Pimenta officinalis = Myrtus Pimenta						
Pimpinella alba = Pimpinella saxifraga, Bibernelle		3	33⅓		D 1.2.3	D 4 „
Pinus abies = Abies excelsa		3	33⅓		D 1.2.3	D 4 „
— **Lambertiana****		3	33⅓		D 1.2.3	D 4 „
— **sylvestris, Kiefer**		3	33⅓		D 1.2.3	D 4 „
Piper Cubeba = Cubeba						
— **Jaborandi = Jaborandi****						
— **methysticum = Kava- Kava****		3	33⅓		D 1.2.3	D 4 „
— **nigrum**		4	10%		D 1.2.3	D 4 „
Pirola rotundifolia**		3	33⅓		D 1.2.3	D 4 „

Name des Mittels	Trit §	Dil §	A.G. ∅	Vol. 90%	Vol. 68%	Gew. 45%
Pirola umbellata = Chimaphila umbellata						
— uniflora**		3	33⅓		D 1.2.3	D 4 u. s. f.
Piscidia Erythrina**		3	33⅓		D 1.2.3	D 4 „
Pix liquida		6a	10%	D 1.2.3		D 4 „
Plantago lanceolata		1	50%			D 1 „
— major, Wegerich.......		1	50%			D 1 „
— media		1	50%			D 1 „
— ovata..................		1	50%			D 1 „
Platanus occidentalis		3	33⅓		D 1.2.3	D 4 „
Platina	7	1)				
— colloidalis†..............		5b	1%	(D 2 m.	Wasser)	D 3 „
— dijodata †	7	1)				
— muriatica†..............	7²)	5a	10%	(D 1 u.2	m.Wass.)	D 3 „
— -Natrium muriaticum† ..		5a	10%	(D 1 u.2	m.Wass.)	D 3 „
Plectranthus fructicosus** ..		3	33⅓		D 1.2.3	D 4 „
Plumbago europaea**		1	50%			D 1 „
— littoralis**		3	33⅓		D 1.2.3	D 4 „
Plumbum aceticum	7	6b	1%			D 2 „
— metallicum, Blei	7	1)				
— Stibio-Bismuticum						
— sulfuricum						
Plumeria = Pl. acutifolia**†		3	33⅓		D 1.2.3	D 4. „
Podophyllinum††	7	6a	10%	D 1.2.3		D 4 „
Podophyllum = P. peltatum**†		3	33⅓		D 1.2.3	D 4 „
Polemonium coeruleum**...		3	33⅓		D 1.2.3	D 4 „
Polygala amara, Kreuzblume		3	33⅓		D 1.2.3	D 4 „
Polygonum amphibium, Wasserknöterich		1	50%			D 1 „
—aviculare,Vogelknöterich		1	50%			D 1 „
— Hydropiper = Hydropiper						
— maritimum**		1	50%			D 1 „
Polyporus officinalis = Boletus laricis						

¹) Verdünnungen von D 8 = C 4 ab, siehe Einleitung.
²) ab D 2.

Name des Mittels	Trit §	Dil §	A.G. ∅	Vol. 90%	Vol. 68%	Gew. 45%
Polyporus pinicola**	3	33⅓			D 1.2.3	D 4 u. s. f.
Polytrichum commune = Adianthum aureum **...						
Populus candicans**	3	33⅓			D 1.2.3	D 4 „
— tremuloides, Espe**	3	33⅓			D 1.2.3	D 4 „
Portulaca *	3	33⅓			D 1.2.3	D 4 „
Potamogeton natans.......	3	33⅓			D 1.2.3	D 4 „
Potentilla anserina, Gänsekraut	3	33⅓			D 1.2.3	D 4 „
— aurea	3	33⅓			D 1.2.3	D 4 „
— erecta	3	33⅓			D 1.2.3	D 4 „
— reptans, Fingerkraut....	3	33⅓			D 1.2.3	D 4 „
Pothos foetidus = Dracontium foetidum**						
Prenanthes Serpentaria = Nabalus Serpentaria.....						
Primula veris, Schlüsselblume	3	33⅓			D 1.2.3	D 4 „
Prinos verticillatus**	3	33⅓			D 1.2.3	D 4 „
Prunella vulgaris, Brunelle..	2	50%				D 1 „
Prunus avium = Padus avium						
— domestica.............	3	33⅓			D 1.2.3	D 4 „
— Mahaleb**	3	33⅓			D 1.2.3	D 4 „
— Padus e cortice, Ahlkirsche	3	33⅓			D 1.2.3	D 4 „
— — e foliis	2	50%				D 1 „
— spinosa = (Acacia) Schlehe...............	3	33⅓			D 1.2.3	D 4 „
— virginiana = Cerasus virgin.**'...............						
Psoralea bituminosa**	1	50%				D 1 „
Ptelea trifoliata**	3	33⅓			D 1.2.3	D 4 „
Pulmonaria vulgaris	1	50%				D 1 „
Pulsatilla = P. pratensis, Küchenschelle††	3	33⅓			D 1.2.3	D 4 „
— Nuttalliana**††	3	33⅓			D 1.2.3	D 4 „

39

Name des Mittels	Trit §	Dil §	A.G. ⌀	Vol. 90%	Vol. 68%	Gew. 45%
Pyrethrum = P. e radice, Bertramwurzel		4	10%		D 1.2.3	D 4 u. s. f.
— roseum e floribus........		4	10%		D 1.2.3	D 4 „
Quassia = Quassia amara..		4	10%		D 1.2.3	D 4 „
Quebracho		4	10%		D 1.2.3	D 4 „
Quercus e cortice		3	33⅓		D 1.2.3	D 4 „
— e glandulis		4	10%		D 1.2.3	D 4 „
Quillaya = Qu. Saponaria..		4	10%	D 1.2.3		D 4 „
Radium bromatum		5b	1%	(D 2 m.	Wasser)	D 3 „
Rana bufo = Bufo rana ...						
Ranunculus acer, Scharfer Hahnenfuß†.............		3	33⅓		D 1.2.3	D 4 „
— bulbosus, Knolliger Hahnenfuß†		3	33⅓		D 1.2.3	D 4 „
— Ficaria†		3	33⅓		D 1.2.3	D 4 „
— Flammula†		3	33⅓		D 1.2.3	D 4 „
— glacialis **†		3	33⅓		D 1.2.3	D 4 „
— repens†		3	33⅓		D 1.2.3	D 4 „
— sceleratus, Gifthahnenfuß*†		3	33⅓		D 1.2.3	D 4 „
Raphanistrum arvense		3	33⅓		D 1.2.3	D 4 „
Raphanus sativus, Rettig ...		3	33⅓		D 1.2.3	D 4 „
Ratanhia = Krameria triandra....................		4	10%		D 1.2.3	D 4 „
Rhamnus cathartica........		1	50%			D 1 „
— Frangula = Frangula ...						
— Purshiana = Cascara Sagrada...................						
Rheum palmatum, Rhabarber*			10%			
— e radice rec.*...........		3	33⅓		D 1.2.3	D 4 „
Rhododendron = Rh. chrysanth., Alpenrose		4	10%	D 1.2.3		D 4 „
— ferruginosum*		4	10%	D 1.2.3		D 4 „
Rhus aromatica, Giftsumach **††.............		3	33⅓		D 1.2.3	D 4 „
— glabra **††		3	33⅓		D 1.2.3	D 4 „

Name des Mittels	Trit §	Dil §	A.G. ∅	Vol. 90%	Vol. 68%	Gew. 45%
Rhus radicans* ††		3	33⅓		D 1.2.3	D 4 u. s. f.
— Toxicodendron*††		2	50%			D 1 „
— venenata**††		3	33⅓		D 1.2.3	D 4 „
— Vernix**††		3	33⅓		D 1.2.3	D 4 „
Ricinus communis		4	10%	D 1.2.3		D 4 „
Robinia Pseudacacia, Akazie		3	33⅓		D 1.2.3	D 4 „
Rosa canina, Hundsrose*..		3	33⅓		D 1.2.3	D 4 „
— centifolia, Gartenrose*.		3	33⅓		D 1.2.3	D 4 „
Rosmarinus, Rosmarin		4	10%	D 1.2.3		D 4 „
Rottlera tinctoria = Kamala						
Rubia tinctorum, Krapp		4	10%		D 1.2.3	D 4 „
Rudbeckia hirta**		3	33⅓		D 1.2.3	D 4 „
Rumex acetosa, Sauerampfer		3	33⅓		D 1.2.3	D 4 „
— crispus		1	50%			D 1 „
— obtusifolius = Lapath. acut.						
— Patientia		4	10%		D 1.2.3	D 4 „
Ruta graveolens, Weinraute		3	33⅓		D 1.2.3	D 4 „
Sabadilla, Lausesamen††		4	10%		D 1.2.3	D 4 „
Sabal serrulata**		3	33⅓		D 1.2.3	D 4 „
Sabbatia angularis**		4	10%		D 1.2.3	D 4 „
Sabina = Juniperus Sabina, Sadebaum††		3	33⅓		D 1.2.3	D 4 „
Sagittaria sagittifolia		3	33⅓		D 1.2.3	D 4 „
Salamandra maculata	8	1)				
Sal amarum = Magnesium sulf.						
— Glauberi = Natr. sulfuricum						
Salicyli acidum = Acid. salicylic.						
Salix alba		3	33⅓		D 1.2.3	D 4 „
— nigra**		3	33⅓		D 1.2.3	D 4 „
— purpurea, Weide		3	33⅓		D 1.2.3	D 4 „

¹) Verdünnungen von D 8 = C 4 an.

Name des Mittels	Trit §	Dil §	A.G. ⌀	Vol. 90%	Vol. 68%	Gew. 45%
Salvia = S. officinalis, Salbei...............		3	33⅓		D 1.2.3	D 4 u. s. f.
Sambucus nigra		3	33⅓		D 1.2.3	D 4 „
— canadensis*..........		3	33⅓		D 1.2.3	D 4 „
— e cortice		2	50%			D 1 „
— Ebulus, Attich		1	50%			D 1 „
Sanguinaria = S. canadensis, Canadische Blutwurzel*.		4	10%		D 1.2.3	D 4 „
Sanguinarinum nitricum† ..		6b	1%	D 2		D 3 „
Sanguisorba officinalis		3	33⅓		D 1.2.3	D 4 „
Sanicula europaea, Bruchkraut		3	33⅓		D 1.2.3	D 4 „
Santalum album		4	10%	D 1.2.3		D 4 „
Santoninum†	7	6b	1%			
Saponaria = S. officinalis..		4	10%	D 1.2.3		D 4 „
Sarracenia = S. purpurea**...............		3	33⅓		D 1.2.3	D 4 „
Sarsaparilla		4	10%		D 1.2.3	D 4 „
Sassafras		4	10%	D 1.2.3		D 4 „
Saururus cernuus**		3	33⅓		D 1.2.3	D 4 „
Saxifraga = S. granulata...		1	50%			D 1 „
Scabiosa arvensis = Knautia arvensis		2	50%			D 1 „
— Succisa		2	50%			D 1 „
Scammonium††		6a	10%	D 1.2.3		D 4 „
Scilla, Meerzwiebel†		3	33⅓		D 1.2.3	D 4 „
Scolopendrium = Asplenium Scolopendr., Hirschzunge		3	33⅓		D 1.2.3	D 4 „
Scopolaminum hydrobromicum.................		6b	1%			D 2 „
Scordium, Gamander		3	33⅓		D 1.2.3	D 4 „
Scorpio europaeus, Skorpion**...............		4	10%	D 1.2.3		D 4 „
Scrophularia = S. nodosa Braunwurz		3	33⅓		D 1.2.3	D 4 „
Scutellaria = S. lateriflora, Helmkraut**...........		3	33⅓		D 1.2.3	D 4 „

Name des Mittels	Trit §	Dil §	A.G. ⌀	Vol. 90%	Vol. 68%	Gew. 45%
Secale cereale............		3	33⅓		D 1.2.3	D 4 u. s. f.
— cornutum, Mutterkorn†.		4	10%		D 1.2.3	D 4 „
Sedum acre, Mauerpfeffer..		2	50%			D 1 „
— repens = S. alpestre		3	33⅓		D 1.2.3	D 4 „
— Telephium		3	33⅓		D 1.2.3	D 4 „
Selenium, Selen...........	7	¹)				
Selinum carvifolium		3	33⅓		D 1.2.3	D 4 „
Sempervivum tectorum, Hauslauch...............		1	50%			D 1 „
Senecio aureus, Kreuzkraut**.................		3	33⅓		D 1.2.3	D 4 „
— Jacobaea		3	33⅓		D 1.2.3	D 4 „
— gracilis**..............		3	33⅓		D 1.2.3	D 4 „
Senega, Senegawurzel*....		4	10%	D 1.2.3		D 4 „
Senna, Sennesblätter......		4	10%		D 1.2.3	D 4 „
Sepia, Inhalt der Tintenfischbeutel	7	¹)				
Serpentaria = Aristolochia Serp.....................		4	10%		D 1.2.3	D 4 „
Serpyllum = Thymus Serpyllum, Quendel........		3	33⅓		D 1.2.3	D 4 „
Silicea, Kieselsäure	7	¹)				
Silphion*................		3	33⅓		D 1.2.3	D 4 „
Silphium laciniatum, Kompaßpflanze..............		3	33⅓		D 1.2.3	D 4 „
Silybum marianum = Carduus marianus..........						
Simaruba = S. amara = S. glauca		4	10%	D 1.2.3		D 4 „
Sinapis alba, Senf†........		4	10%		D 1.2.3	D 4 „
Solanum Arrebenta		1	50%			D 1 „
— carolinense**††........		3	33⅓		D 1.2.3	D 4 „
— Dulcamara = Dulcamara						
— Lycopersicum		1	50%			D 1 „
— mammosum**††.......		1	50%			D 1 „
— nigrum, Nachtschatten††		1	50%			D 1 „

¹) Verdünnungen von D 8 = C 4 ab, siehe Einleitung.

Name des Mittels	Trit §	Dil §	A.G. ⌀	Vol. 90%	Vol. 68%	Gew. 45%
Solanum Pseudocapsicum**.		3	33⅓		D 1.2.3	D 4 u. s. f.
— tuberosum aegrotans*...		4	10%	D 1.2.3		D 4 „
— vesicarium = Physalis Alkek.						
— villosum*.............		2	50%			D 1 „
Solidago = S. Virga aurea, Goldrute		3	33⅓		D 1.2.3	D 4 „
Sophora japonica**.......		4	10%	D 1.2.3		D 4 „
Spartium scoparium = Genista scoparia Besenginster.		3	33⅓		D 1.2.3	D 4 „
Spigelia = Sp. Anthelmia*.		4	10%	D 1.2.3		D 4 „
— marylandica**		4	10%	D 1.2.3		D 4 „
Spilanthes oleracea		4	10%		D 1.2.3	D 4 „
Spiraea Ulmaria, Mädesühs.		3	33⅓		D 1.2.3	D 4 „
Spiranthes autumnalis......		3	33⅓		D 1.2.3	D 4 „
Spiritus nitrico-aethereus = Nitri spiritus dulcis		6a	10%	D 1.2.3		D 4 „
Spongia*.................						
Squilla = Scilla...........						
Stachys Betonica = Betonica						
— recta		3	33⅓		D 1.2.3	D 4 „
Stannum, Zinn............	7	¹)				
— perchloratum†		5b	1%			
Staphisagria, Stephanskörner††		4	10%	D 1.2.3		D 4 „
Stellaria media, Sternmiere		1	50%			D 1 „
Sterculia acuminata = Cola						
Stibium = Antimonium						
Sticta pulmonaria, Lungenflechte**		3	33⅓		D 1.2.3	D 4 „
— sylvatica = St. pulmonacea**						
Stigmata maydis*		3	33⅓		D 1.2.3	D 4 „
Stillingia = St. sylvatica**.		4	10%		D 1.2.3	D 4 „
Stramonium = Datura Stramon., Stechapfel††		1	50%			D 1 „

¹) Verdünnungen von D 8 = C 4 ab, siehe Einleitung.

Name des Mittels	Trit §	Dil §	A.G. ⌀	Vol. 90%	Vol. 68%	Gew. 45%
Stramonium e seminibus††..		4	10%		D 1.2.3	D 4 u. s. f.
Strontium bromatum.......		5a	10%			
— carbonicum	7	1)				
Strophantus = Str. hispidus††		4	10%		D 1.2.3	D 4 „
Strychninum ferri-citricum††		5b	1%			
— nitricum††	7	6b	1%			D 2 „
Stryphnodendron *		4	10%	D 1.2.3		D 4 „
Succini acidum = Acid. succinicum						
Succisa pratensis = Scabiosa Succisa						
Sulfur, Schwefel	7		0,01	D 4.5	D 6	D 7 „
— jodatum, Jodschwefel††	7	1)				
— praecipitatum = Lac sulfuris..................	7	1)				
— stibiatum aurantiacum = Antimon. sulfuratum aurant..................						
— stibiatum rubrum = Kermes minerale						
Sulfuris acidum = Acid. sulfuric.						
Sumbul		4	10%		D 1.2.3	D 4 „
Symphoricarpus racemosus *.		3	33⅓		D 1.2.3	D 4 „
Symphytum = S. officinale, Beinwurz		2	50%			D 1 „
Syringa vulgaris, Flieder ...		3	33⅓		D 1.2.3	D 4 „
Syzygium Jambolanum e cortice		4	10%		D 1.2.3	D 4 „
— Jambolanum e fructibus .		4	10%		D 1.2.3	D 4 „
Tabacum, Tabak††........		4	10%		D 1.2.3	D 4 „
— e seminibus†.		4	10%	D 1.2.3		D 4 „
Tamarindus		4	10%		D 1.2.3	D 4 „
Tamarix = T. germanica ..		3	33⅓		D 1.2.3	D 4 „

1) Verdünnungen von D 8 = C 4 ab, siehe Einleitung.

Name des Mittels	Trit §	Dil §	A.G. ∅	Vol. 90%	Vol. 68%	Gew. 45%
Tamus communis, Schmeerwurz**†		1	50%			D 1 u. s. f.
Tanacetum = T. vulgare, Rainfarn		3	33⅓		D 1.2.3	D 4 „
— Balsamita**		3	33⅓		D 1.2.3	D 4 „
Tanninum = Acidum tannicum						
Tarantula cubensis, Tarantel		4	10%		D 1.2.3	D 4 „
— hispanica		4	10%		D 1.2.3	D 4 „
Taraxacum = T. officinale, Löwenzahn		1	50%			D 1 „
Tartari acidum = Acid. tartaricum						
Tartarus emeticus = Antim. tart. = Tart. stibiat.	7	5b¹)	1%			D 3 „
— stibiatus = Antimon tart., Brechweinstein††	7	5b¹)	1%			D 3 „
Taxus baccata, Eibe†		3	33⅓		D 1.2.3	D 4
Terebinthina = Oleum terebinth.						
— Chios		6b	1%	D 2.3		D 4 „
Teucrium Chamaedrys = Chamaedrys						
— creticum		3	33⅓		D 1.2.3	D 4 „
— Marum = Marum verum**						
— Scordium = Scordium, Lachenknoblauch						
— Scorodonia, Gamander		3	33⅓		D 1.2.3	D 4 „
Thallium aceticum††		6b	1%			D 2 „
— sulfuricum††		5b	1%			D 3 „
Thapsia, Harz v. Thapsia garg.†		6a	10%	D 1.2.3		D 4 „
Thea chinensis, Schwarzer Tee		4	10%		D 1.2.3	D 4 „

¹) D 2 mit Wasser.

Name des Mittels	Trit §	Dil §	A.G. ∅	Vol. 90%	Vol. 68%	Gew. 45%
Theobrominum-Natrio-salicylicum ††		5a	10%			D 3 u. s. f.
Theridion curassavicum		4	10%	D 1.2.3		D 4 „
Thlaspi Bursa pastoris, Hirtentäschelkraut		1	50%			D 1 „
Thuja, Lebensbaum		3	33⅓		D 1.2.3	D 4 „
Thymolum		6b	1%	D 2.3		D 4 „
Thymus Serpyllum = Serpyllum, Quendel						
— vulgaris, Thymian		3	33⅓		D 1.2.3	D 4 „
Tilia europaea, Linde		3	33⅓		D 1.2.3	D 4 „
Tonca = Dipterix odorata		4	10%	D 1.2.3		D 4 „
Tormentilla, Tormentillwurzel		3	33⅓		D 1.2.3	D 4 „
Tradescantia diuretica **		3	33⅓		D 1.2.3	D 4 „
Trifolium arvense, Katzenklee		3	33⅓		D 1.2.3	D 4 „
— repens, Steinklee		3	33⅓		D 1.2.3	D 4 „
Trillium pendulum **		3	33⅓		D 1.2.3	D 4 „
Triosteum perfoliatum **		3	33⅓		D 1.2.3	D 4 „
Tuberculinum Koch ††		5b	1% [1])			D 6 „
Turnera aphrodisiaca = Damiana						
Tussilago Farfara = Farfara — Petasites = Petasites						
Typha latifolia		2	50%			D 1 „
Ulmus campestris, Rüster		3	33⅓		D 1.2.3	D 4 „
Upas Tieute ††		4	10%		D 1.2.3	D 4 „
Uranium nitricum	7	6a	10%			D 1 „
Urari (Urara) = Curare						
Urea nitrica, Harnstoffnitrat		6a	10%			D 1 „
— pura, Reiner Harnstoff		6a	10%			D 1 „
Urtica dioica, Große Brennnessel		1	50%			D 1 „
— urens, Brennessel		1	50%			D 1 „
Ustilago maydis, Maisbrand		4	10%	D 1.2.3		D 4 „

[1]) — D 5 mit Glycerin.

Name des Mittels	Trit §	Dil §	A.G. ⌀	Vol. 90%	Vol. 68%	Gew. 45%
Uva ursi, Bärentraube.....		2	50%			D 1 u. s. f.
Vaccinium Myrtillus = Myrtillus...................						
Valeriana = V. officinalis, Baldrian................		4	10%		D 1.2.3	D 4 „
Vanilla, Vanille*..........		4	10%	D 1.2.3		D 4 „
Veratrum album, Nieswurz††		4	10%		D 1.2.3	D 4 „
— viride, Grüne Nieswurz††		4	10%		D 1.2.3	D 4 „
Verbascum = V. thapsiforme, Königskerze		1	50%			D 1 „
Verbena = V. officinalis, Eisenkraut..............		2	50%			D 1 „
— hastata**		3	33⅓		D 1.2.3	D 4 „
— urticaefolia**		3	33⅓		D 1.2.3	D 4 „
Veronica = V. officinalis ..		2	50%			D 1 „
— Beccabunga, Bachbunge.		1	50%			D 1 „
Vespa crabro = Crabro vespa						
Viburnum odoratissimum ...		3	33⅓		D 1.2.3	D 4 „
— Opulus, Schneeball* ...		3	33⅓		D 1.2.3	D 4 „
— prunifolium**		3	33⅓		D 1.2.3	D 4 „
Vicia Faba		3	33⅓		D 1.2.3	D 4 „
Vinca minor, Immergrün ..		2	50%			D 1 „
Vincetoxicum = V. officinale = Cynanchum Vincetox.†		2	50%			D 1 „
Viola odorata, Veilchen* ..		3	33⅓		D 1.2.3	D 4 „
— tricolor = Jacea, Stiefmütterchen		2	50%			D 1 „
Vipera Berus, Kreuzotter...	8	¹)				
— Redii, Aspisschlange ...	8	¹)				
— torva = Vipera Berus ..						
Viscum album, Mistel......		2	50%			D 1 „
— quercinum = Loranth. europ...................						
Vitis vinifera, Wein		1	50%			D 1 „
Wyethia helenoides		3	33⅓		D 1.2.3	D 4 „
Xanthium spinosum**		3	33⅓		D 1.2.3	D 4 „

¹) Verdünnungen von D 8 = C 4 an, siehe Einleitung.

Name des Mittels	Trit §	Dil §	A.G. ⌀	Vol. 90%	Vol. 68%	Gew. 45%
Xanthoxylum = X. fraxineum*		4	10%		D 1.2.3	D 4 u. s. f.
Xylosteum		3	33⅓		D 1.2.3	D 4 „
Yerba santa = Eriodictyon californic.**						
Yucca filamentosa**		3	33⅓		D 1.2.3	D 4 „
Zincum, Zink	7	¹)				
— cyanatum	7	¹)				
— sulfuricum, Zinksulfat††	7	5a²)	10%			D 3 „
— valerianicum††	7	¹)				
Zingiber		4	10%	D 1.2.3		D 4 „
Zizia aurea**		3	33⅓		D 1.2.3	D 4 „

¹) Verdünnungen von D 8 = C 4 an, siehe Einleitung.
²) D 1—2 mit Wasser

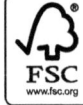

MIX
Papier aus verantwortungsvollen Quellen
Paper from responsible sources
FSC® C105338

If you have any concerns about our products,
you can contact us on
ProductSafety@springernature.com

In case Publisher is established outside the EU,
the EU authorized representative is:
**Springer Nature Customer Service Center GmbH
Europaplatz 3, 69115 Heidelberg, Germany**

Printed by Libri Plureos GmbH
in Hamburg, Germany